颅咽管瘤影像诊断精要

主　编　桂松柏　陈绪珠
副主编　朱明旺　沈慧聪　陈红燕

北京大学医学出版社

LUYANGUANLIU YINGXIANG ZHENDUAN JINGYAO

图书在版编目（CIP）数据

颅咽管瘤影像诊断精要 / 桂松柏，陈绪珠主编 . —
北京：北京大学医学出版社，2022.7
ISBN 978-7-5659-2647-1

Ⅰ.①颅…　Ⅱ.①桂…②陈…　Ⅲ.①颅咽管瘤 – 影
像诊断　Ⅳ.① R739.410.4

中国版本图书馆 CIP 数据核字（2022）第 078785 号

颅咽管瘤影像诊断精要

主　　编：桂松柏　陈绪珠
出版发行：北京大学医学出版社
地　　址：（100191）北京市海淀区学院路 38 号　北京大学医学部院内
电　　话：发行部 010-82802230；图书邮购 010-82802495
网　　址：http://www.pumpress.com.cn
E-mail：booksale@bjmu.edu.cn
印　　刷：北京信彩瑞禾印刷厂
经　　销：新华书店
责任编辑：畅晓燕　　责任校对：靳新强　　责任印制：李　啸
开　　本：787 mm×1092 mm　1/16　印张：7.75　　字数：160 千字
版　　次：2022 年 7 月第 1 版　2022 年 7 月第 1 次印刷
书　　号：ISBN 978-7-5659-2647-1
定　　价：69.00 元
版权所有，违者必究
（凡属质量问题请与本社发行部联系退换）

基金项目

国家自然科学基金面上项目（81772005）

北京市科委协同创新重大专项项目（Z191100006619088，Z191100006619087，Z19110700660000）

编者名单

（按姓名汉语拼音排序）

陈红燕（首都医科大学附属北京天坛医院）

陈绪珠（首都医科大学附属北京天坛医院）

桂松柏（首都医科大学附属北京天坛医院）

李储忠（北京市神经外科研究所）

马国佛（北京大学第三医院）

沈慧聪（首都医科大学附属北京天坛医院）

臧玉莹（首都医科大学附属北京天坛医院）

张玲玲（首都医科大学附属北京天坛医院）

张　雨（首都医科大学附属北京天坛医院）

郑　飞（首都医科大学附属北京天坛医院）

朱明旺（首都医科大学三博脑科医院）

前　言

　　颅咽管瘤位于脑深部的中央区域，周围毗邻视交叉、垂体、下丘脑、颈内动脉等重要结构，因此，手术难度大、风险高，极易损伤周围这些重要结构而引起并发症。如何在保护这些重要结构的同时充分切除肿瘤，是神经外科面临的重大挑战。要做到两者之间的平衡，关键环节之一是必须在术前对肿瘤有充分的认识。有鉴于此，我们对 100 例手术证实的颅咽管瘤进行详细分析，将术前 MRI 表现与术中所见相对照，分析术前诊断的不足，并从术中所见的情况解释影像所见，以经典的影像-病理路径，提高对颅咽管瘤的影像诊断水平，以便于提高自影像表现推断肿瘤病理生理状态的能力，最终为病变的诊断和治疗策略提供坚实的保障。

　　从影像诊断角度而言，"同病异影"是老生常谈的问题，也因此造成一种疾病千变万化的影像学表现，从而产生了误诊和不确定的诊断。本书以 100 例颅咽管瘤的 MRI 表现为出发点，展示同一疾病的不同影像学表现，以期加深对该病的影像学认识。每个病例分 4 部分：术前 MRI 所见及诊断、术中所见、病理及点评。尤其是点评部分，针对术前影像表现和诊断的得失，结合术中所见，深入分析诊断的成功与不足之处，实现影像与病理的点对点衔接，以真实的场景现身说法，有助于切实提高诊断水平，加深对该病的认识。

　　本书按照颅咽管瘤的术前 MRI 表现特点将肿瘤分类，分章论述，根据阅片-诊断-手术的实际临床路径逐一展示病例，完美贴合实际场景，使读者没有违和感，实用性极强。

　　本书适合于各级医院的神经外科医师、研究生、进修生及影像诊断专业的各类人员。由于时间和能力的限制，不妥之处在所难免，恳请同道和读者指正。

桂松柏　陈绪珠

2021 年 1 月

目　　录

第一章　囊腔液体 T1WI 高信号病变

第一节　有液-液平面

病例 1

患者，女，10 岁。

【MRI 所见】

平扫：鞍区、鞍上区及下视丘可见约 72 mm×88 mm×89 mm 巨大的、分叶状 T1WI 混杂、T2WI 高信号影，边界尚清，信号不均，其内可见 T1WI 高信号影及液-液平面，周围水肿不显著（图 1-1-1 A～C）。病变累及左额颞叶、左基底节、双侧视交叉，界限不清。双侧海绵窦受累，幕上脑室变形，左侧脑室受压，局部脑沟变浅，中线结构右移。

增强扫描：左额颞叶、左基底节、鞍区、鞍上区及下视丘病变不均匀强化，脑干表面强化影（图 1-1-1 D～F）。

MRI 诊断　鞍区、鞍上区、下视丘及左额颞叶、左基底节占位性病变：颅咽管瘤，伴卒中可能性大。

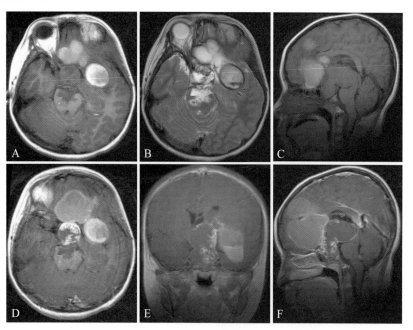

图 1-1-1　MRI 所见。**A～C.**平扫；**D～F.**增强扫描

【术中所见】

肿瘤囊壁呈现灰黄色，厚薄不均，囊内有黄绿色伴胆固醇结晶的液体。部分肿瘤质地硬韧。肿瘤自鞍内向上生长，向上方突入额叶皮质内；部分肿瘤经终板长入第三脑室及脚间窝。肿瘤实质部分有散在钙化。

【病理】

纤维性囊壁样组织，局灶可见湿角化物，免疫组化显示局灶细胞广谱细胞角蛋白（CKpan）阳性，符合造釉细胞型颅咽管瘤。

【点评】

病变巨大，占据颅前中窝，之所以诊断为颅咽管瘤伴卒中，是因为在 MRI 上有 T1WI 高信号及液–液平面，而这种表现在垂体瘤中是肿瘤伴卒中的表现，这是垂体瘤出血造成的。但是对于颅咽管瘤很少出现卒中。这种类似卒中表现的原因是瘤内有胆固醇结晶而表现为 T1WI 高信号，因为结晶在大量液体内的分布不均匀而呈现分层现象，从而形成类似垂体瘤卒中的 MRI 表现。

病例 2

患者，女，3 岁。

【MRI 所见】

平扫：蝶鞍扩大，鞍区可见团块状 T1WI、T2WI 高低混杂信号影，可见液–液平面。幕上脑室扩大，中线结构居中（图 1-1-2 A ～ C）。

弥散加权成像（DWI）序列：病变无弥散受限（图 1-1-2 D）。

增强扫描：病变边缘可见薄层强化，边界清晰，大小约 22 mm×15 mm×21 mm（图 1-1-2 E ～ G）。

    MRI 诊断　鞍区占位性病变：颅咽管瘤可能性大；

                    幕上脑积水。

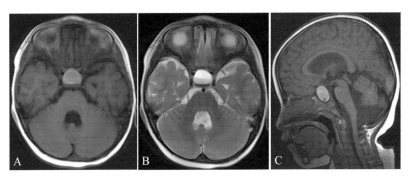

图 1-1-2　MRI 所见。**A ～ C.** 平扫

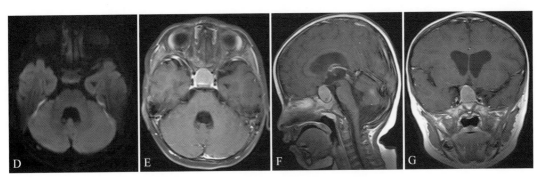

图 1-1-2（续）　D. DWI 序列；E～G. 增强扫描

【术中所见】

　　囊实性肿瘤自鞍内向鞍上突起，将视交叉顶向上方；切开鞍隔及肿瘤囊壁，见肿瘤呈灰红色，囊液淡黄色，血供中等，内有钙化点，垂体柄受压变薄呈伞状。

【病理】

　　造釉细胞型颅咽管瘤，伴炎性改变，部分为腺垂体组织，偶见与肿瘤组织境界不清。

【点评】

　　术中所见肿瘤自鞍内向鞍上突起，在 MRI 上表现为蝶鞍扩大，鞍底下陷；囊内液体淡黄色，在 MRI 上表现为 T1WI 高信号。病变底部呈 T1WI 低信号，在增强图像上无强化，与病变内钙化相一致。

病例 3

　　患者，女，48 岁。

【MRI 所见】

　　平扫：鞍上可见不规则 T1WI 高、T2WI 等高信号影，内见分层，边界清晰，大小约 25 mm×14 mm×10 mm。脑室系统大小、位置及形态正常（图 1-1-3 A～C）。

　　DWI 序列：病变无弥散受限（图 1-1-3 D）。

　　增强扫描：囊壁不均匀强化，底部强化较明显，呈不均匀颗粒状强化。垂体柄变短（图 1-1-3 E～G）。

　　MRI 诊断　鞍上占位性病变：颅咽管瘤可能。

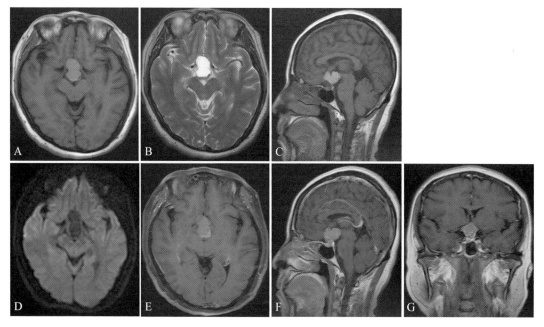

图 1-1-3　MRI 所见。**A ～ C.** 平扫；**D.** DWI 序列；**E ～ G.** 增强扫描

【术中所见】

肿瘤位于第三脑室前，囊实性，呈灰红色，有包膜，内容物质地韧，囊液淡黄色，血供中等，内有钙化点，下丘脑被肿瘤向两侧推挤。

【病理】

造釉细胞型颅咽管瘤（WHO Ⅰ级）。

【点评】

肿瘤囊性部分内见淡黄色液体，在 T1WI 上表现为高信号，受钙化灶影响，增强扫描后强化的部分呈不均匀强化，内见多发点状稍低信号影。

病例 4

患者，男，52 岁。

【MRI 所见】

平扫：鞍上见类圆形异常信号影，边界清楚，呈 T1WI 等高、T2WI 等高信号影，T2WI 部分层面示高信号后缘平直，形成液–液平面。脑室系统大小、位置及形态正常，中线结构居中（图 1-1-4 A ～ C）。

增强扫描：病变边缘线样强化，主要位于底部。病变大小约 21 mm×20 mm×18 mm。垂体未见异常（图 1-1-4 D 和 E）。

MRI 诊断　鞍上占位性病变：颅咽管瘤？ Rathke 囊肿？

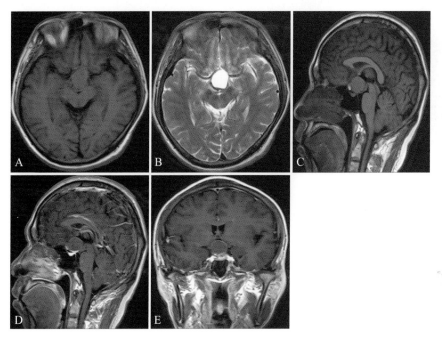

图 1-1-4　MRI 所见。**A ～ C.**平扫；**D** 和 **E.**增强扫描

【术中所见】

肿瘤囊实性，呈灰红色，有包膜，内容物质地韧，囊液淡黄色，血供中等，内有钙化，肿瘤向后上方生长。

【病理】

造釉细胞型颅咽管瘤伴钙化、陈旧性出血及胆固醇性肉芽肿形成，局灶囊壁内浸润性生长，建议定期复查。

【点评】

在轴位 T2WI 上，高信号病变后缘平直，与后方的低信号形成液-液平面，此种征象与术中所见的陈旧性出血相一致。该征象的出现概率在垂体瘤高于颅咽管瘤，颅咽管瘤高于 Rathke 囊肿。增强扫描，囊壁部分强化，也符合囊性颅咽管瘤的表现。

病例 5

患者，女，9 个月。

【MRI 所见】

平扫：蝶鞍扩大，鞍内及鞍上可见 T1WI 低、T2WI 高信号为主的混杂信号影，内见

T1WI 高信号及液-液平面（图 1-1-5 A～C）。病变大小约 31 mm×37 mm×34 mm，边界清楚。

增强扫描：病灶边缘及实性部分不均匀强化（图 1-1-5 D～F）。

MRI 诊断　鞍区占位性病变：颅咽管瘤可能性大。

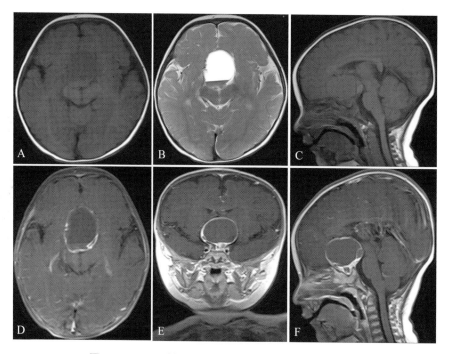

图 1-1-5　MRI 所见。**A～C.** 平扫；**D～F.** 增强扫描

【术中所见】

囊实性肿瘤自鞍内向鞍上突起，将视交叉顶向后上方，囊内有灰黄色囊液及砂砾样钙化，主要位于鞍内，部分囊壁有散在钙化斑，囊壁厚薄不均，厚度在 3～5 mm。肿瘤上方突入第三脑室，下方到达鞍内，压迫双侧视神经。

【病理】

造釉细胞型颅咽管瘤，伴上皮非典型增生，局灶上皮增生明显，可见核分裂象。

【点评】

轴位 T2WI 上，病变内信号不均匀，形成液-液平面，提示肿瘤成分复杂，符合颅咽管瘤的病理特点；增强扫描，囊壁可见不均匀强化，内见无强化区，与术中所见的囊壁钙化相一致。术中所见钙化主要位于鞍内，因此，在增强扫描矢状位及冠状位上，病变的底部强化不均匀，内见无强化区。

病例 6

患者，女，12 岁。

【MRI 所见】

平扫：蝶鞍扩大，鞍底下陷，鞍内及鞍上见椭圆形 T1WI 高、T2WI 高低混杂信号影，T2WI 轴位可见 T2WI 高低信号液-液平面，视神经明显受压（图 1-1-6 A ～ C）。

增强扫描：病变边缘局部强化，大小约 25 mm×19 mm×16 mm（图 1-1-6 D 和 E）。

MRI 诊断 鞍内及鞍上占位性病变：颅咽管瘤伴出血可能性大。

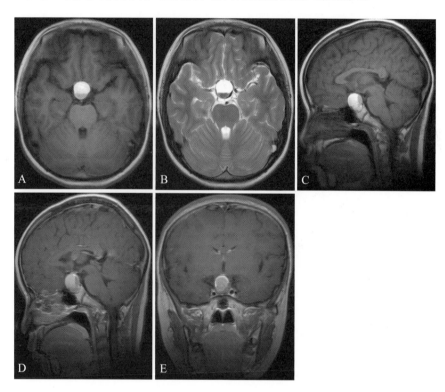

图 1-1-6 MRI 所见。**A ～ C.** 平扫；**D 和 E.** 增强扫描

【术中所见】

肿瘤呈囊实性，自鞍内向鞍上突起，将视交叉顶向后上方，突入第三脑室。囊液呈黄色，囊内有砂砾样钙化，壁厚薄不一，厚度在 3 ～ 5 mm，散在钙化。囊壁上方与视交叉、第三脑室底粘连。

【病理】

纤维组织，少许腺垂体组织及湿角化物，考虑颅咽管瘤，伴炎性改变。

【点评】

病变呈椭圆形，矢状位示底小顶大，符合颅咽管瘤的形态学特点，这是因为病变突破鞍隔限制后，鞍隔上方的解剖结构与骨性蝶鞍相比，对肿瘤的生长限制较小，肿瘤的生长阻力相对弱，因此鞍隔上方的部分较鞍隔下方的部分大。与垂体瘤相比，颅咽管瘤的束腰征也不明显。

病例 7

患者，女，4 岁。

【MRI 所见】

平扫：蝶鞍扩大，鞍底下陷，鞍内及鞍上可见椭圆形 T1WI 高、T2WI 高信号影，其内可见液-液平面，边界清楚，大小约 21 mm×23 mm×30 mm（图 1-1-7 A～C）。

DWI/ 表观弥散系数（ADC）图：病灶无弥散受限（图 1-1-7 D 和 E）。

增强扫描：病灶边缘可见强化（图 1-1-7 F～H）。

MRI 诊断 鞍区异常信号影：Rathke 囊肿？颅咽管瘤？

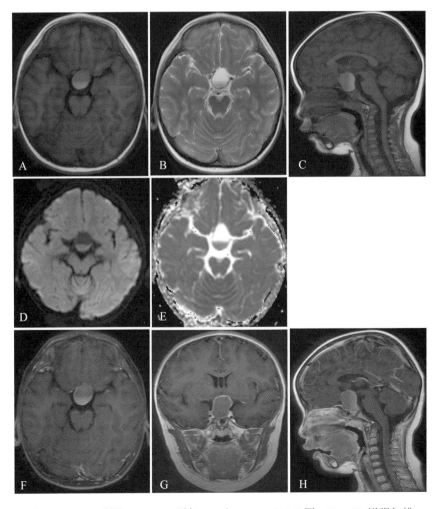

图 1-1-7 MRI 所见。**A～C.** 平扫；**D 和 E.** DWI/ADC 图；**F～H.** 增强扫描

【术中所见】

囊实性肿瘤自鞍内向鞍上突起，将视交叉顶向后上方，切开肿瘤囊壁，有灰黄色囊液溢出，吸除囊液，可见囊内有砂砾样钙化，主要位于鞍内，部分囊壁有散在钙化斑，囊壁厚薄不均，厚度在 3 ～ 5 mm，垂体柄已无法辨认。

【病理】

造釉细胞型颅咽管瘤（WHO Ⅰ级），浸润腺垂体组织。

【点评】

同样是 T1WI、T2WI 高信号，因为信号的升高程度不同，而形成明显的分界，类似于垂体瘤卒中的液–液平面。由此进一步说明，鞍区病变的液–液平面非垂体瘤特有，类似于脑膜尾征不是脑膜瘤的特异征象。对于 Rathke 囊肿，可表现为 T1WI 高信号，但是像本例这样内部信号差别如此明显，以致形成明显的分层是非常少见的，而囊内容物成分复杂、信号不一是颅咽管瘤的特点。

病例 8

患者，男，45 岁。

【MRI 所见】

平扫：鞍上偏右侧见团状混杂信号灶，部分呈 T1WI 高、T2WI 高信号，大小约 17 mm×16 mm×17 mm，边界清楚（图 1-1-8 A ～ C）。

增强扫描：边缘轻中度欠均匀强化，邻近垂体及视交叉受压改变（图 1-1-8 D 和 E）。

MRI 诊断　鞍上占位性病变：颅咽管瘤可能性大。

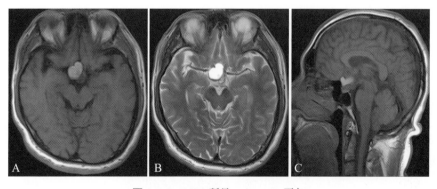

图 1-1-8　MRI 所见。**A ～ C.** 平扫

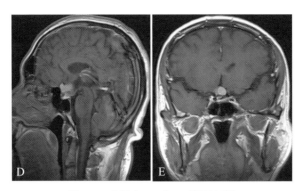

图 1-1-8（续） **D** 和 **E**.增强扫描

【术中所见】

肿瘤呈囊实性，呈灰红色，有包膜，内容物质地韧，囊液淡黄色，血供中等，内有钙化。

【病理】

造釉细胞型颅咽管瘤（WHO Ⅰ级）。

【点评】

病变囊性部分在上，平扫可见高信号，实性部分在下，因为钙化的存在，增强后实性部分强化不均匀。这些征象是囊实性颅咽管瘤的典型表现。

病例 9

患者，男，6岁。

【MRI 所见】

平扫：两侧脑室扩大，左侧脑室引流术后。蝶鞍扩大，鞍内及鞍上区见类椭圆形 T1WI 高、T2WI 高信号影，边缘局部突出，约 39 mm×59 mm×42 mm 大小（图 1-1-9 A～C）。

增强扫描：病变内未见强化，边缘局部强化（图 1-1-9 D～F）。

MRI 诊断 鞍上占位性病变：颅咽管瘤可能性大。

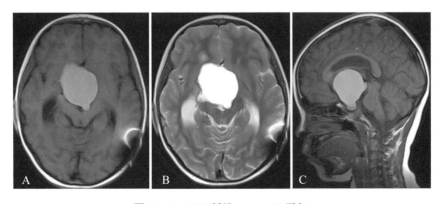

图 1-1-9 MRI 所见。**A～C**.平扫

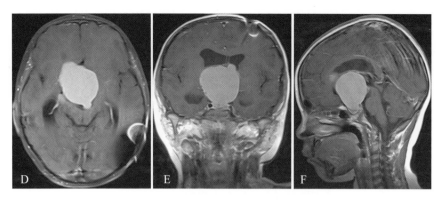

图 1-1-9（续） D ～ F. 增强扫描

【术中所见】

囊实性肿瘤自鞍内向鞍上突起，将视交叉顶向后上方，囊内有灰黄色囊液及砂砾样钙化，主要位于鞍内，部分囊壁有散在钙化斑，囊壁厚薄不均，厚度在 3 ～ 5 mm。肿瘤上方突入第三脑室，下方到达鞍内，压迫双侧视神经。

【病理】

造釉细胞型颅咽管瘤伴钙化，部分区域可见腺垂体组织，肿瘤与腺垂体组织境界不清，可见小灶状坏死。

【点评】

矢状位像可见肿瘤压迫鞍隔，使之下陷，蝶鞍开口也扩大，平扫 T1WI 高信号与肿瘤内灰黄色囊液有关。

病例 10

患者，女，10 岁。

【MRI 所见】

平扫：蝶鞍扩大，鞍底下陷，鞍内及鞍上可见团块状 T1WI、T2WI 高低混杂信号影，其内可见液–液平面，边界清楚，大小约 22 mm×34 mm×34 mm（图 1-1-10 A ～ C）。

增强扫描：病灶边缘及其内结节可见明显强化，左侧海绵窦受累（图 1-1-10 D 和 E）。

MRI 诊断 鞍区占位性病变：颅咽管瘤可能性大。

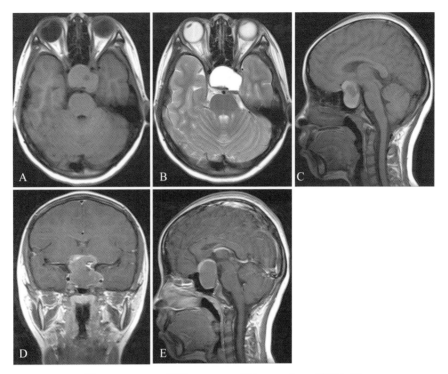

图 1-1-10 MRI 所见。**A～C.** 平扫；**D** 和 **E.** 增强扫描

【术中所见】

肿瘤包膜，包膜内有黄色囊液，瘤内可见钙化灶，肿瘤血供一般。

【病理】

造釉细胞型颅咽管瘤（WHO Ⅰ 级）。

【点评】

病变对蝶鞍的影响较大，局部可见结节状强化，增强扫描冠状位显示较明显，下陷的鞍底较平直，双侧对称。这是颅咽管瘤的特点。

病例 11

患者，男，5 岁。

【MRI 所见】

平扫：蝶鞍扩大，鞍底下陷，鞍内及鞍上可见团块状 T1WI 高、T2WI 高信号影，其内信号不均，病变边缘可见 T2WI 低信号影（图 1-1-11 A～C）。

增强扫描：病变边缘可见线样强化，大小约 30 mm×23 mm×25 mm，边界清楚（图 1-1-11 D 和 E）。视交叉受压上抬，双侧海绵窦未见明显异常。

MRI 诊断　鞍区占位性病变：颅咽管瘤可能性大。

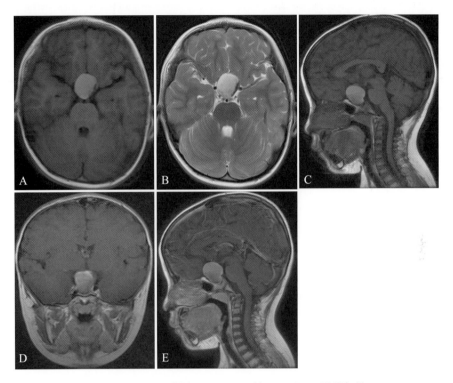

图 1-1-11　MRI 所见。**A ～ C.** 平扫；**D** 和 **E.** 增强扫描

【术中所见】

囊实性肿瘤自鞍内向鞍上突起，将视交叉顶向后上方，肿瘤囊内有灰黄色囊液，囊壁厚薄不均，厚度在 3 ～ 5 mm，垂体柄已无法辨认。

【病理】

肿瘤送检标本全部取材。镜下见部分组织呈囊壁样，被覆复层上皮，可见湿角化物，伴感染、胆固醇性肉芽肿及坏死，考虑为颅咽管瘤，部分边缘可见腺垂体组织，肿瘤与腺垂体境界不清。

【点评】

蝶鞍扩大，鞍底下陷，下陷的鞍底双侧对称，病变内见平扫 T1WI 高信号，囊壁强化不均匀。双侧海绵窦无受累。这些都是颅咽管瘤的常见表现，也与垂体瘤囊变相鉴别。

病例 12

患者，男，54 岁。

【**MRI 所见**】

平扫：鞍内及鞍上见不规则团片状 T1WI、T2WI 高低混杂信号影；轴位 T2WI 上，病变内见小的液-液平面（图 1-1-12 A ～ C）。

增强扫描：可见不规则强化，大小约 30 mm×30 mm×21 mm，病灶上缘达双侧脑室体部水平，幕上脑室略扩大（图 1-1-12 D 和 E）。

MRI 诊断 鞍内及鞍上占位性病变：颅咽管瘤可能性大。

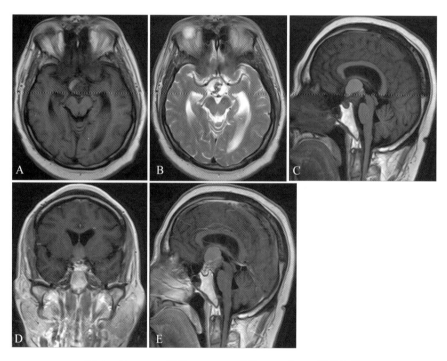

图 1-1-12 MRI 所见。**A ～ C**. 平扫；**D 和 E**. 增强扫描

【**术中所见**】

第一间隙内见肿瘤，包膜完整，呈灰黄色，边界清楚，质地中等，血供一般，鞍内肿瘤钙化明显。

【**病理**】

造釉细胞型颅咽管瘤。

【**点评**】

病变为囊实性，实性部分在下方，强化不均匀，囊性部分有分隔，形成分叶状，属于典型的囊实性颅咽管瘤。

病例 13

患者，男，25 岁。

【MRI 所见】

平扫：鞍上、第三脑室区可见团块状混杂信号影，病变内见 T1WI、T2WI 高低混杂信号影，边界尚清，部分层面见小的液-液平面。视交叉及周围脑实质受压变形，双侧脑室扩大，双侧脑室旁可见斑片状 T1WI 稍低、T2WI 稍高信号影（图 1-1-13 A ～ C）。

增强扫描：病变呈明显不均匀强化，大小约 34 mm×30 mm×28 mm（图 1-1-13 D 和 E）。

MRI 诊断　鞍上、第三脑室区占位性病变：颅咽管瘤可能性大；

　　　　　　梗阻性脑积水并室旁水肿。

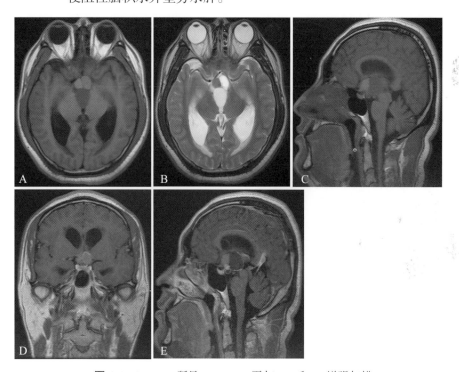

图 1-1-13　MRI 所见。**A ～ C**. 平扫；**D** 和 **E**. 增强扫描

【术中所见】

病变源自垂体柄，位于第三脑室内，血供中等，囊液可见胆固醇结晶，囊壁可见砂砾样钙化。

【病理】

造釉细胞型颅咽管瘤（WHO Ⅰ级）。

【点评】

病变内信号混杂，提示成分多样，多囊状，有分隔，增强后实性部分位于底部，囊性部分主要在上方，系颅咽管瘤的常见影像学表现。

第二节　无液-液平面

病例 14

患者，男，2 岁。

【MRI 所见】

平扫：鞍上、右额部见巨大囊实性占位性病变，囊性为主，底部见不均匀实性信号，大小约 100 mm×88 mm×105 mm，边界清楚，信号不均，周围脑实质及脑室明显受压变形，中线结构左移（图 1-2-1 A～C）。

DWI/ADC 图：未见弥散受限（图 1-2-1 D 和 E）。

增强扫描：病变实性部分明显不均匀强化（图 1-2-1 F 和 G）。

MRI 诊断　鞍上、右额部巨大囊实性占位性病变：考虑颅咽管瘤。

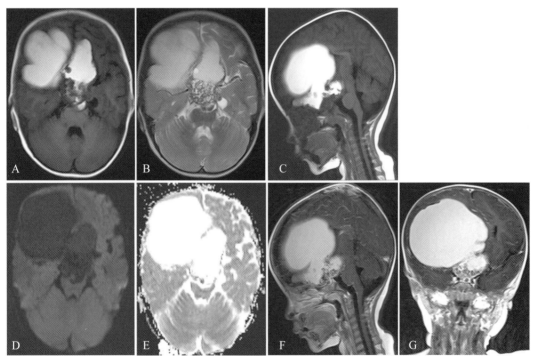

图 1-2-1　MRI 所见。**A～C**. 平扫；**D** 和 **E**. DWI/ADC 图；**F** 和 **G**. 增强扫描

【术中所见】

囊性肿瘤，囊壁较厚，囊液呈暗红色，较黏稠。肿瘤自鞍上生长，突入右侧额叶，囊实性，钙化包块呈团块样及砂砾样，位于囊壁及囊内，主要集中于鞍上及脚间池内，

肿瘤将视交叉顶向后上方，垂体柄消失无法辨认。

【病理】

造釉细胞型颅咽管瘤（WHO Ⅰ级）。

【点评】

病变巨大，提示生长时间较长，周围脑组织明显受压而无灶周水肿，符合脑实质外肿瘤的特点。由于钙化较多，在 T2WI 图像上可见多发低信号，与囊性成分相间分布，形成蜂窝状外观，这是颅咽管瘤的典型征象之一。

病例 15

患者，男，3 岁。

【MRI 所见】

平扫：蝶鞍扩大，鞍上见巨大分叶状 T1WI 等高、T2WI 混杂信号，大小约 74 mm×64 mm×41 mm，边界清晰（图 1-2-2 A 和 B）。幕上脑室扩大，左侧脑室见穿刺引流影。

DWI 序列：无弥散受限（图 1-2-2 C）。

增强扫描：病变底部不均匀强化，囊壁局部强化（图 1-2-2 D 和 E）。

MRI 诊断 鞍上占位性病变：颅咽管瘤可能性大。

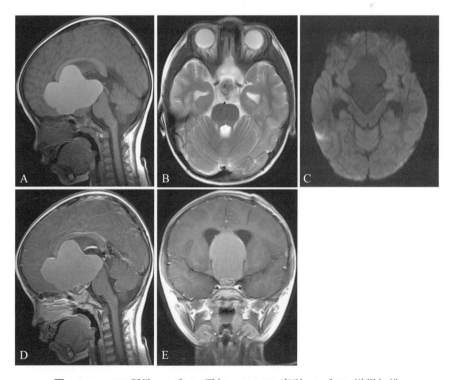

图 1-2-2 MRI 所见。**A** 和 **B**. 平扫；**C**. DWI 序列；**D** 和 **E**. 增强扫描

【术中所见】

囊实性肿瘤自鞍上突起，将视交叉顶向后上方。囊内有灰黄色囊液，可见砂砾样钙化，主要位于鞍上，部分囊壁有散在钙化斑，囊壁厚薄不均，垂体柄已无法辨认。

【病理】

造釉细胞型颅咽管瘤伴感染。

【点评】

病变巨大，有分叶，囊性部分在上，实性部分在下，扩大的蝶鞍在矢状位呈漏斗状，冠状位鞍底平直，这都符合颅咽管瘤的影像学表现。

病例 16

患者，女，28 岁。

【MRI 所见】

平扫：鞍上池、右颞内侧可见不规则团块状囊实性病变，信号混杂。鞍内可见脑脊液信号，垂体贴于鞍底。右侧大脑脚受压变形（图 1-2-3 A ～ C）。

DWI 序列：囊变区呈低信号，实性结节呈混杂信号（图 1-2-3 D）。

增强扫描：囊变区囊壁可见不均匀线样强化，实性结节可见不均匀强化，边界尚清，大小约 32 mm×30 mm×55 mm（图 1-2-3 E ～ G）。

MRI 诊断　鞍上池、右颞内侧占位性病变：颅咽管瘤可能性大。

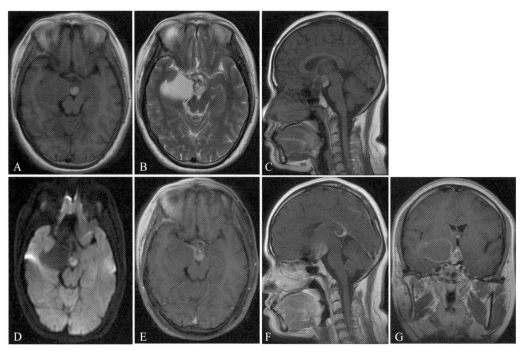

图 1-2-3　MRI 所见。**A ～ C.** 平扫；**D.** DWI 序列；**E ～ G.** 增强扫描

【术中所见】

囊实性病变，分叶状，呈灰白色，质地软、韧相间，囊液呈淡黄色，囊壁厚韧，突入颞叶内侧、基底节区；鞍上病变团块状钙化，质地硬。

【病理】

可见湿角化物及巨噬细胞、淋巴细胞、泡沫细胞浸润，考虑颅咽管瘤，伴炎性改变（WHO Ⅰ 级）。

【点评】

病变下缘与垂体柄上端相连，囊液成分不一，于轴位 T2WI 上可见混杂信号，形成小的液-液平面。钙化导致病变强化不均匀。

病例 17

患者，男，12 岁。

【MRI 所见】

平扫：鞍上见 T1WI 混杂、T2WI 混杂信号团块，其内见 T1WI 高信号影；病变边界清晰，部分达侧脑室额角水平，大小约 55 mm×50 mm×30 mm。幕上脑室扩大，左侧明显（图 1-2-4 A ～ C）。

DWI 序列：病变呈低信号（图 1-2-4 D）。

增强扫描：病灶内见不均匀强化。垂体柄不清，鞍内见垂体强化影（图 1-2-4 E ～ G）。

MRI 诊断　鞍上占位性病变：考虑为颅咽管瘤；

梗阻性脑积水。

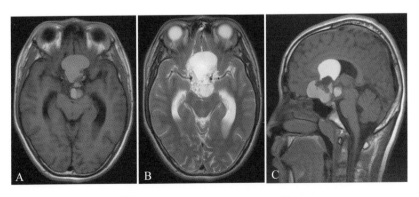

图 1-2-4　MRI 所见。**A ～ C**.平扫

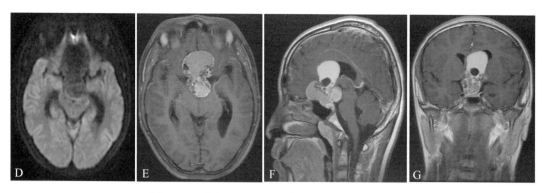

图 1-2-4（续）　D. DWI 序列；E ～ G. 增强扫描

【术中所见】

囊实性肿瘤自鞍内向鞍上突起，将视交叉顶向后上方，囊内有灰黄色囊液和砂砾样钙化，主要位于鞍内，部分囊壁有散在钙化斑。囊壁厚薄不均，厚度在 3 ～ 5 mm，肿瘤上方突入第三脑室，下方到达鞍内，压迫双侧视神经。

【病理】

造釉细胞型颅咽管瘤。

【点评】

矢状位图像示病变自鞍上向前上方生长，内见 T1WI 高信号，与囊性部分的灰黄色液体相一致，其前上壁可见圆形低信号，系钙化。增强后，实性部分不均匀强化，内见无强化区，为砂砾样钙化所致。

病例 18

患者，女，5 岁。

【MRI 所见】

平扫：蝶鞍扩大不明显，鞍区及鞍上可见一不规则囊实性 T1WI、T2WI 高低混杂信号影，大小约 36 mm×26 mm×22 mm。鞍上池受压变形，大部分闭塞；第三脑室前部受压形态不规则，第三脑室后部及双侧脑室稍扩张（图 1-2-5 A ～ C）。

DWI/ADC 图：病变无弥散受限（图 1-2-5 D 和 E）。

增强扫描：病变囊壁及实性部分不均匀强化（图 1-2-5 F ～ H）。

MRI 诊断　鞍区占位性病变：颅咽管瘤可能性大；

幕上脑室稍扩大。

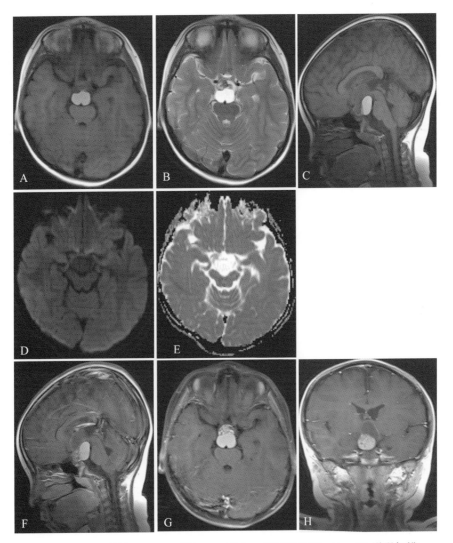

图 1-2-5　MRI 所见。**A ～ C**. 平扫；**D** 和 **E**. DWI/ADC 图；**F ～ H**. 增强扫描

【术中所见】

囊实性肿瘤，根部位于垂体柄，并向鞍上突起，将视交叉顶向上方，囊内有灰黄色囊液及砂砾样钙化，部分囊壁有散在钙化斑，肿瘤上极位于第三脑室内。下丘脑受肿瘤作用向两侧推挤。

【病理】

造釉细胞型颅咽管瘤。

【点评】

当颅咽管瘤为囊实性时，往往实性部分在下方，囊性部分在上方，囊壁可不强化，也可强化。正是因为有钙化，使得病变在 MRI 上信号混杂，出现 T2WI 低信号和实性部分的不均匀强化。

病例 19

患者，男，33 岁。

【MRI 所见】

平扫：鞍上区、第三脑室内可见不规则囊实性占位性病变，边界清晰，大小约 45 mm×44 mm×38 mm，内部信号混杂。蝶鞍无扩大，大脑脚受压变形。幕上脑室扩大，双侧脑室前后角周围片状 T1WI 稍低、T2WI 稍高信号（图 1-2-6 A～C）。

增强扫描：鞍上区病灶实性部分呈不均匀明显强化，囊壁薄，可见强化，囊内无强化（图 1-2-6 D～F）。

MRI 诊断 鞍上区、第三脑室占位性病变：颅咽管瘤。

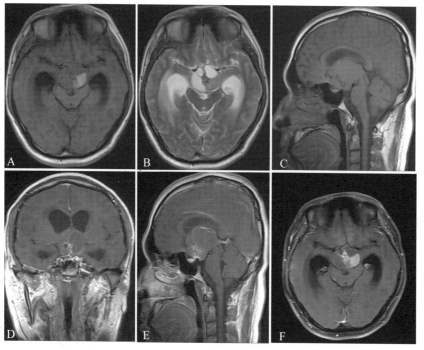

图 1-2-6 MRI 所见。**A～C**.平扫；**D～F**.增强扫描

【术中所见】

病变位于鞍区，向鞍上及两侧生长，灰白色，质地软、韧相间，有囊变，囊液呈淡黄色，合并大块钙化，血供中等。

【病理】

造釉细胞型颅咽管瘤（WHO Ⅰ级），浸润脑组织，伴钙化及骨化。

【点评】

病变实性部分位于垂体柄上方、整个瘤体的下方，被囊性病变包绕，这种囊实性的病变特点是颅咽管瘤的典型表现。实性部分体积略大，与术中所见的"合并大块钙化"相符。增强后实性部分呈蜂窝状强化，与病理诊断中的"伴钙化及骨化"相一致。

病例 20

患者，男，10 岁。

【**MRI 所见**】

平扫：鞍上及第三脑室可见团块状 T1WI 混杂、T2WI 混杂信号影，边缘尚清，大小约 21 mm×44 mm×30 mm。垂体受压变薄，视交叉受压上抬。幕上脑室扩大（图 1-2-7 A～C）。

增强扫描：病灶不均匀轻度强化（图 1-2-7 D～F）。

MRI 诊断　鞍上及第三脑室占位性病变：颅咽管瘤；

幕上脑积水。

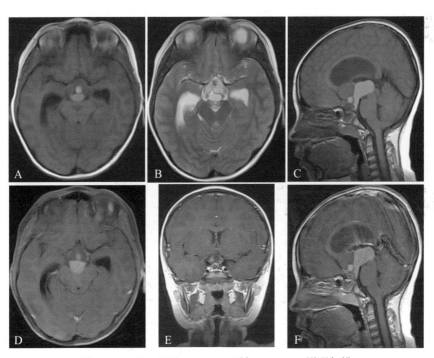

图 1-2-7　MRI 所见。**A～C**. 平扫；**D～F**. 增强扫描

【**术中所见**】

囊实性肿瘤自鞍上向第三脑室内突起，将视交叉向前下方推挤，终板向前隆起变薄，肿瘤囊内有灰黄色囊液及砂砾样钙化，主要位于鞍上及第三脑室内，囊壁厚薄不均，肿瘤团块样钙化主要位于视交叉背侧。

【**病理**】

造釉细胞型颅咽管瘤伴钙化、陈旧性出血及胆固醇性肉芽肿形成，局灶囊壁内浸润性生长。

【点评】

在 MRI 上病变信号混杂，于 T2WI 上，大部分低信号位于视交叉后方，与术中所见相一致。因为有钙化灶的存在，病变强化不均匀，这也是颅咽管瘤的常见强化表现。病变在 T1WI 上有高信号，与其所含的陈旧性出血及胆固醇性肉芽肿有关。

病例 21

患者，男，14 岁。

【MRI 所见】

平扫：蝶鞍扩大，鞍底略下陷，鞍内及鞍上可见不规则混杂信号，大部分位于第三脑室内，幕上脑室明显扩大，双侧脑室周围见片状 T1WI 稍低、T2WI 稍高信号（图 1-2-8 A～C）。

增强扫描：上述病变不均匀强化，垂体受压变扁（图 1-2-8 D 和 E）。

MRI 诊断　鞍内及鞍上占位性病变：颅咽管瘤；

梗阻性脑积水并间质性水肿。

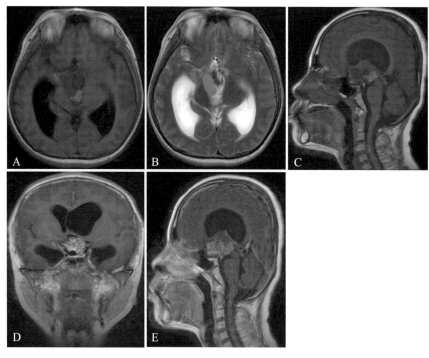

图 1-2-8　MRI 所见。**A～C**.平扫；**D 和 E**.增强扫描

【术中所见】

肿瘤有完整包膜，血供不丰富，与周围粘连紧密，内部有坚硬钙化团块，肿瘤经终

板突入第三脑室，经前交通动脉前间隙可见垂体柄痕迹。

【病理】

造釉细胞型颅咽管瘤，浸润脑组织。

【点评】

病变大部分位于鞍上，形态不规则，信号不均匀，蝶鞍扩大较明显而鞍底下陷相对较轻，这两种变化的程度不匹配，提示病变自鞍上向鞍内蔓延，而不是源自鞍内，向上生长，从而区别于垂体瘤。另外，尽管病变体积偏大，蝶鞍改变明显，但是双侧海绵窦无受累，也有别于垂体瘤。增强扫描，病变实性部分不均匀强化，呈蜂窝状，系钙化所致。

病例 22

患者，女，28 岁。

【MRI 所见】

平扫：鞍上可见分叶状囊实性异常信号团块影，边缘清楚。双侧大脑脚受压变形，幕上脑室不大，中线结构尚居中（图 1-2-9 A ～ C）。

增强扫描：病变局部强化（图 1-2-9 D 和 E）。

MRI 诊断 鞍上占位性病变：颅咽管瘤可能性大。

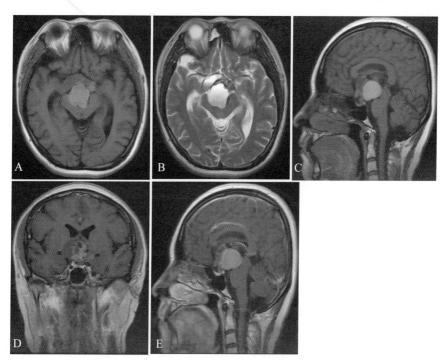

图 1-2-9 MRI 所见。**A ～ C**. 平扫；**D** 和 **E**. 增强扫描

【术中所见】

肿瘤起自垂体柄，囊实性，实性部分局部钙化，囊性部分囊液呈结晶样，囊壁向第三脑室及脚间窝生长。

【病理】

造釉细胞型颅咽管瘤，浸润脑组织，伴炎性改变。

【点评】

矢状位和冠状位图像上，垂体柄明显增粗、肿胀，增强后边缘可见强化，其上端与肿块相连接，这些征象与术中所见肿瘤起自垂体柄相一致。而术前 MRI 诊断忽略了这一点。

病例 23

患者，女，13 岁。

【MRI 所见】

平扫：鞍上及鞍内可见一不规则团块状混杂信号病变，边界较清楚。脑室系统大小、位置及形态正常，中线结构居中（图 1-2-10 A ～ C）。

增强扫描：可见病变呈不均匀明显强化，大小约为 52 mm×40 mm×34 mm（图 1-2-10 D 和 E）。

MRI 诊断　鞍区占位性病变，考虑颅咽管瘤。

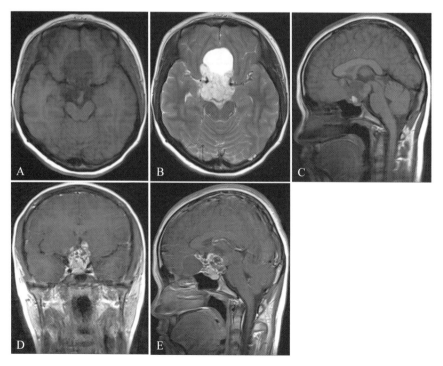

图 1-2-10　MRI 所见。**A ～ C.** 平扫；**D 和 E.** 增强扫描

【术中所见】

肿瘤主要位于鞍上，壁部分钙化，囊液呈黄色，内见砂砾样钙化。

【病理】

柱状细胞型颅咽管瘤。

【点评】

病变主要位于鞍内，矢状位及冠状位图像示鞍隔受压凹陷，以左侧鞍隔凹陷尤著。实性部分的强化呈蜂窝状，系砂砾样钙化所致，为实性颅咽管瘤的典型表现。

病例 24

患者，女，54 岁。

【MRI 所见】

平扫：蝶鞍形态可，鞍底见垂体影。鞍内及鞍上可见类椭圆形 T1WI 高、T2WI 混杂信号影，边界较清楚，大小约为 25 mm×25 mm×20 mm。侧脑室略扩大（图 1-2-11 A～C）。

增强扫描：病灶大部分未见强化，边界清楚（图 1-2-11 D 和 E）。视交叉受压，垂体柄欠清，双侧海绵窦形态可。

MRI 诊断　鞍区占位性病变：颅咽管瘤可能性大。

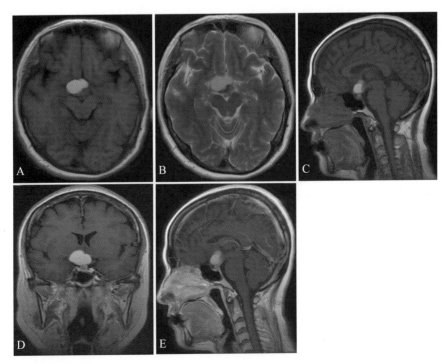

图 1-2-11　MRI 所见。**A～C**.平扫；**D** 和 **E**.增强扫描

【术中所见】

肿瘤位于第三脑室内，囊实性，囊液呈黄绿色，内有胆固醇结晶，实性部分灰黄色，有钙化，血供中等。右侧视神经严重受压变薄，肿瘤由垂体柄膨隆生长，垂体柄明显增粗，正常垂体柄结构消失，肿瘤向第三脑室上方生长。

【病理】

造釉细胞型颅咽管瘤（WHO Ⅰ级）。

【点评】

在矢状位和冠状位图像上，垂体柄的位置可见类圆形病变，增强后期左侧缘强化，与术中所见的肿瘤由垂体柄膨隆生长、垂体柄明显增粗、正常垂体柄结构消失相一致。

病例 25

患者，女，75 岁。

【MRI 所见】

平扫：鞍内及鞍上可见结节状 T1WI 高、T2WI 混杂信号影，边界较清楚，大小约为 16 mm×12 mm×14 mm（图 1-2-12 A 和 B）。幕上脑室无扩大，中线结构居中。

增强扫描：局部可见强化（图 1-2-12 C 和 D）。

MRI 诊断 鞍区占位性病变，考虑 Rathke 囊肿可能。

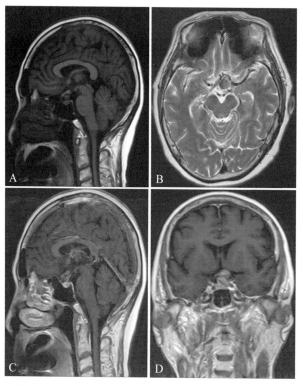

图 1-2-12 MRI 所见。**A** 和 **B**. 平扫；**C** 和 **D**. 增强扫描

【术中所见】

肿瘤囊实性，呈灰红色，质地脆韧，血供丰富。双侧视神经受压，右侧视神经受压明显。

【病理】

乳头型颅咽管瘤（WHO Ⅰ级），部分组织挤压烧灼变形。

【点评】

在矢状位图像上，病变下缘与弧形凹陷的垂体之间可见低信号间隔，系受压凹陷的鞍隔，于增强扫描矢状位显示较清楚。

病例 26

患者，男，14 岁。

【MRI 所见】

平扫：鞍上见椭圆形 T1WI、T2WI 高低混杂信号影，大小约为 33 mm×32 mm×24 mm，局部分叶，边缘光滑，视交叉受压。左侧脑室扩大，双侧脑室周围片状 T1WI 低、T2WI 高信号（图 1-2-13 A～C）。

增强扫描：鞍区病变不均匀明显强化，内见无强化坏死区（图 1-2-13 D 和 E）。

MRI 诊断　鞍上占位性病变：颅咽管瘤；

梗阻性脑积水并间质性水肿。

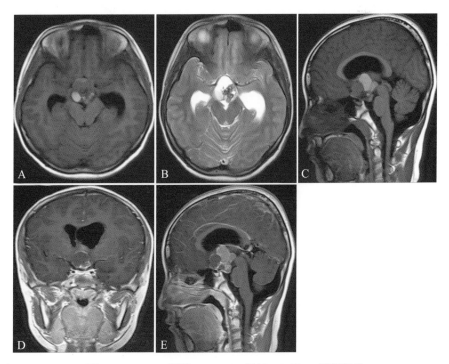

图 1-2-13　MRI 所见。A～C. 平扫；D 和 E. 增强扫描

【术中所见】

囊实性肿瘤自第三脑室内向前突起，将视交叉顶向前下方，切开肿瘤囊壁，有灰黄色囊液溢出，吸除囊液，可见肿瘤位于第三脑室内，沿囊壁分离，钙化呈团块状，垂体柄呈薄片样。

【病理】

造釉细胞型颅咽管瘤（WHO Ⅰ级）。

【点评】

正中矢状位图像垂体柄明显变短，冠状位图像示垂体柄向左侧移位，细小。与术中所见的垂体柄呈薄片样相一致。

病例 27

患者，男，25 岁。

【MRI 所见】

平扫：蝶鞍不大，鞍上见类圆形 T1WI 高、T2WI 高信号影，下壁欠规则，边界清楚，大小约为 29 mm×21 mm×30 mm。脑干略受压，第三脑室受压，双侧脑室扩大，中线结构居中（图 1-2-14 A ～ C）。

增强扫描：病灶局部可见不均匀强化（图 1-2-14 D 和 E）。

MRI 诊断　鞍上占位性病变，颅咽管瘤？

幕上脑室扩张。

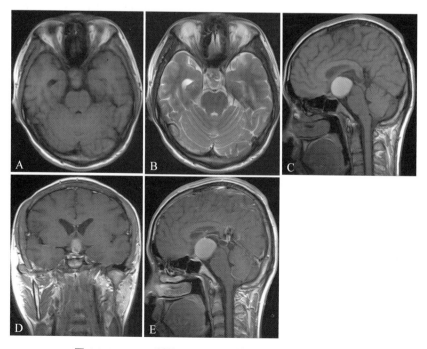

图 1-2-14　MRI 所见。**A ～ C**.平扫；**D** 和 **E**.增强扫描

【术中所见】

于视神经和颈内动脉之间见囊实性肿瘤，呈灰黄色，边界清楚。质地中等，血供一般。

【病理】

造釉细胞型颅咽管瘤。

【点评】

病变囊实性，实性部分在下，囊性部分在上，冠状位图像示垂体柄变短，上端与病变下缘相连，符合颅咽管瘤的常见表现。

病例 28

患者，女，4 岁。

【MRI 所见】

平扫：蝶鞍形态可，鞍上可见团块状异常信号，信号不均匀，T1WI、T2WI 均为高低混杂信号，病灶向上突入第三脑室，大小约为 20 mm×21 mm×34 mm。幕上脑室扩大，中线结构居中（图 1-2-15 A ～ C）。

增强扫描：病灶不均匀强化（图 1-2-15 D 和 E）。

MRI 诊断　鞍区占位性病变：颅咽管瘤可能性大；

　　　　　　　幕上脑室扩大。

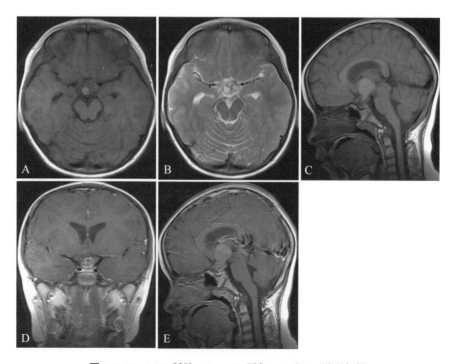

图 1-2-15　MRI 所见。**A ～ C**. 平扫；**D** 和 **E**. 增强扫描

【术中所见】

囊实性肿瘤自鞍内向鞍上突起，将视交叉顶向前上方，肿瘤囊内有灰黄色囊液，可见囊内砂砾样钙化，主要位于鞍内，部分囊壁有散在钙化斑，囊壁厚薄不均，厚度在3～4 mm，囊壁上方与视交叉、第三脑室底粘连明显，肿瘤上方突入第三脑室，下方到达鞍内，压迫双侧视神经。

【病理】

造釉细胞型颅咽管瘤（WHO Ⅰ级）。

【点评】

病变下缘与垂体柄上缘相连，底部不均匀强化，系钙化所致，与术中所见砂砾样钙化主要位于鞍内相符。

病例 29

患者，男，9 岁。

【MRI 所见】

平扫：蝶鞍扩大，鞍底下陷，鞍内及鞍上可见团块状 T1WI 高、T2WI 高信号影，边界尚清，大小约为 37 mm×31 mm×58 mm。双侧脑室及第三脑室受压，略扩大（图 1-2-16 A～C）。

增强扫描：病变边缘局部强化（图 1-2-16 D 和 E）。

MRI 诊断　鞍区占位性病变：颅咽管瘤？ Rathke 囊肿？

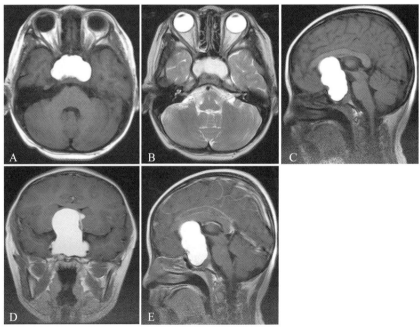

图 1-2-16　MRI 所见。**A～C.** 平扫；**D** 和 **E.** 增强扫描

【术中所见】

　　术中见肿瘤自右侧鞍底硬膜突出至硬膜外，突出部分大小约为 1.5 cm×1 cm×1 cm。

【病理】

　　造釉细胞型颅咽管瘤伴感染及胆固醇性肉芽肿，局灶可见钙化（WHO Ⅰ级）。部分组织边缘可见少量腺垂体组织。并见少量脑组织，胶质细胞增生，局灶炎性细胞浸润，可见胆固醇性肉芽肿。

【点评】

　　术前 MRI 诊断在颅咽管瘤与 Rathke 囊肿之间摇摆不定。从体积上讲，如此巨大的 Rathke 囊肿概率很小，而颅咽管瘤可以。之所以怀疑 Rathke 囊肿是因为平扫 T1WI 有弥漫性高信号，仔细观察，在增强扫描冠状位上，病变的左侧壁局部还是有强化的，这可与 Rathke 囊肿相鉴别。

病例 30

　　患者，男，12 岁。

【MRI 所见】

　　平扫：蝶鞍扩大，鞍底下陷，鞍内及鞍上池可见一团块状 T1WI 高、T2WI 高信号影，其内信号欠均匀，边界尚清。视交叉受压，双侧海绵窦未见明显受累。脑室系统大小、位置及形态正常（图 1-2-17 A ～ C）。

　　增强扫描：病变边缘局部不均匀强化（图 1-2-17 D 和 E）。

　　MRI 诊断　鞍区占位性病变：颅咽管瘤？ Rathke 囊肿？

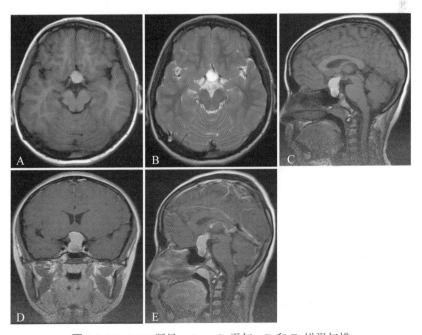

图 1-2-17　MRI 所见。**A ～ C**. 平扫；**D** 和 **E**. 增强扫描

【术中所见】

肿瘤位于第三脑室内，囊实性，呈灰红色，有包膜，内容物质地韧，囊液淡黄色，血供中等，视神经、下丘脑被肿瘤向两侧推挤，肿瘤向鞍内、第三脑室内生长。

【病理】

囊壁样组织，部分被覆鳞状上皮，首先考虑颅咽管瘤，须结合临床。

【点评】

病变以囊性为主，在平扫 T1WI 上呈弥漫性高信号，这是术前 MRI 诊断不能区分颅咽管瘤与 Rathke 囊肿的主要原因。但是在矢状位平扫与增强扫描的相同层面上进行仔细比较，可发现囊壁还是有强化的，这就符合颅咽管瘤的诊断，从而排除 Rathke 囊肿。

病例 31

患者，男，12 岁。

【MRI 所见】

平扫：蝶鞍大小正常，鞍上池区域见椭圆形 T1WI 高信号、T2WI 高信号占位性病变，内部信号均匀，边界清晰，大小约为 32 mm×27 mm×36 mm（图 1-2-18 A～C）。垂体受压变扁，视交叉受压上抬。脑室系统大小、位置及形态正常，中线结构居中。

增强扫描：病变大部未见强化，鞍内垂体强化，垂体柄显示不清（图 1-2-18 D 和 E）。

MRI 诊断 鞍上池占位性病变：颅咽管瘤可能性大。

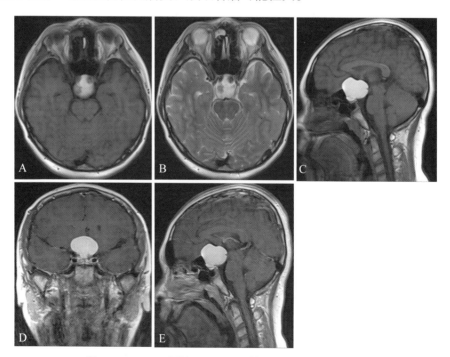

图 1-2-18 MRI 所见。**A～C.** 平扫；**D 和 E.** 增强扫描

【术中所见】

于垂体上方可见有肿瘤。肿瘤质地囊实性，边界较清楚，与周围组织有粘连，外观呈灰黄色，血供一般，其内有少量黄色含胆固醇结晶的囊液，偶见白色砂砾样钙化组织。

【病理】

造釉细胞型颅咽管瘤，浸润骨组织，部分囊壁附着于脑组织表面，建议嘱患者密切复查。

【点评】

病变在 T1WI 平扫图像上可见高信号，系胆固醇结晶所致。壁散在钙化，导致高信号的囊壁出现局部的低信号，增强后强化不均匀。

病例 32

患者，女，5 岁。

【MRI 所见】

平扫：蝶鞍扩大，鞍底下陷，鞍内及鞍上池内囊实性混杂信号影，边界清楚。脑室系统大小、位置及形态正常（图 1-2-19 A ～ C）。

DWI 序列：病变无弥散受限（图 1-2-19 D）。

增强扫描：病变边缘不规则环状及小结节样强化影（图 1-2-19 E 和 F）。

MRI 诊断 鞍内及鞍上池内占位性病变：颅咽管瘤？

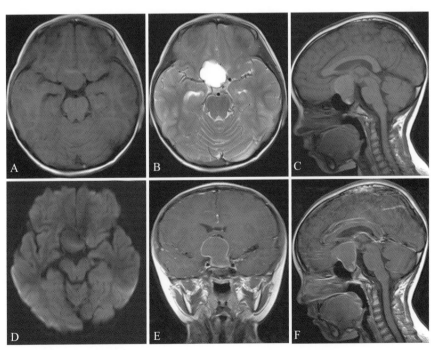

图 1-2-19 MRI 所见。**A ～ C.** 平扫；**D.** DWI 序列；**E 和 F.** 增强扫描

【术中所见】

囊实性肿瘤自鞍内向鞍上突起，将视交叉顶向后上方，肿瘤囊内有灰黄色囊液。肿瘤与右侧视神经、视交叉粘连紧密，垂体柄已无法辨认。

【病理】

囊壁样组织，被覆鳞状上皮，符合颅咽管瘤伴出血及胆固醇性肉芽肿形成。

【点评】

因为有出血及胆固醇，病变信号混杂，在平扫图像可见 T1WI 高信号，T2WI 低信号，术前 MRI 描述中的环状强化系钙化灶周围的强化。

病例 33

患者，女，6 岁。

【MRI 所见】

平扫：蝶鞍扩大，鞍底下陷，鞍内及鞍上可见长圆形 T1WI 高、T2WI 高信号影，边缘清晰，大小约 24 mm×17 mm×15 mm，向上突向鞍上池，视交叉受压上抬。脑室系统大小、位置及形态正常（图 1-2-20 A 和 B）。

增强扫描：病灶强化不明显（图 1-2-20 C ～ E）。

MRI 诊断 鞍区占位性病变：Rathke 囊肿？囊性垂体瘤不除外。

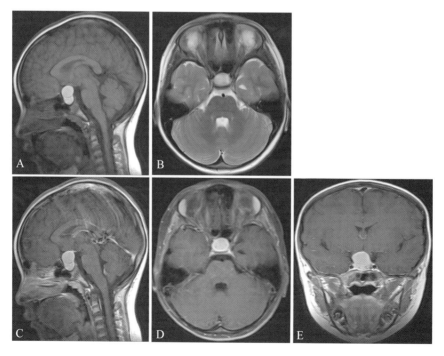

图 1-2-20 MRI 所见。**A** 和 **B**. 平扫；**C** ～ **E**. 增强扫描

【术中所见】

鞍底硬膜灰白色，其内可见黄绿色黏稠液体。肿瘤囊性，有包膜，囊液黏稠，呈黄绿色，略混浊，血供不丰富，周围可见鲜黄垂体组织。

【病理】

镜下见纤维结缔组织，局部被覆非角化型鳞状上皮，偶见少许腺垂体腺泡，伴淋巴细胞、浆细胞浸润，结合临床，考虑颅咽管瘤。

【点评】

病变累及鞍内及鞍上，于矢状位和冠状位上，病变内见弧形无强化的低信号将病变分为两部分，该结构系正常的鞍隔，受肿瘤推挤而弧形下陷，借此可与 Rathke 囊肿及囊性垂体瘤相鉴别。后两种疾病多将鞍隔向上推移，使之呈弧形向上隆起。

病例 34

患者，男，8 岁。

【MRI 所见】

平扫：蝶鞍扩大，鞍底下陷，鞍内及鞍上可见类圆形异常信号影，呈 T1WI 高、T2WI 高低混杂信号影，边界尚清楚。视交叉局部受压。脑室系统大小、位置及形态正常（图 1-2-21 A ～ C）。

增强扫描：病灶边缘呈轻微强化，内部无明显强化，大小约为 17 mm×14 mm×15 mm（图 1-2-21 D 和 E）。

MRI 诊断　鞍内占位性病变：颅咽管瘤可能性大。

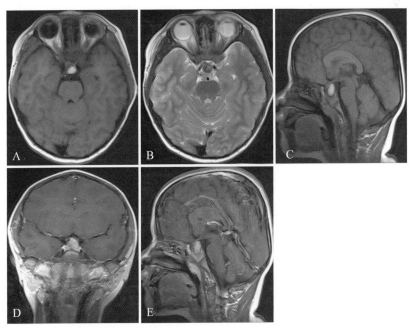

图 1-2-21　MRI 所见。**A ～ C**. 平扫；**D** 和 **E**. 增强扫描

【术中所见】

肿瘤位于鞍内，将右侧视神经向后外方推挤。肿瘤囊壁灰黄色，囊壁较厚，内有少量黄绿色伴胆固醇结晶的液体，有明显团块状钙化。垂体柄位于5点方向，上端被肿瘤撑开呈伞状。

【病理】

部分组织呈囊壁样，被覆复层上皮，可见湿角化物及钙化，伴感染、胆固醇性肉芽肿、出血及含铁血黄素沉积，局灶可见坏死，考虑颅咽管瘤，部分边缘可见少量腺垂体组织。

【点评】

术中所见的胆固醇结晶、出血及含铁血黄素沉积造成病变在MRI上信号混杂，在平扫T1WI可见高信号；增强扫描强化不均匀。

病例 35

患者，男，50岁。

【MRI所见】

平扫：鞍上可见团块状T1WI混杂、T2WI混杂信号影，边缘清楚（图1-2-22 A～C）。

增强扫描：可见明显不均匀强化（图1-2-22 D 和 E）。垂体信号未见异常。第三脑室前部受压变形。

MRI诊断 鞍上占位性病变：颅咽管瘤可能性大。

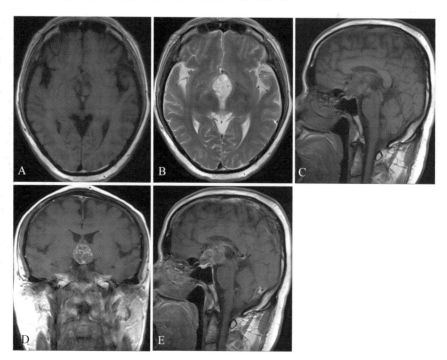

图 1-2-22 MRI所见。**A ～ C.**平扫；**D** 和 **E.**增强扫描

【术中所见】

肿瘤呈灰黄色，边界清晰，质地中等，血供一般，与第三脑室底部粘连紧密。

【病理】

造釉细胞型颅咽管瘤。

【点评】

病变位于鞍上，信号混杂，增强后呈不规则的蜂窝状强化，提示病变内钙化较多。

病例 36

患者，女，6 岁。

【MRI 所见】

平扫：蝶鞍扩大，鞍底下陷，鞍内及鞍上可见囊实性团块影，呈 T1WI、T2WI 高低混杂信号改变，边缘清楚。脑室系统大小、位置及形态正常，中线结构居中（图 1-2-23 A～C）。

增强扫描：病变囊壁强化，囊内见结节状不均匀强化（图 1-2-23 D～F）。

MRI 诊断　鞍区占位性病变：颅咽管瘤可能性大。

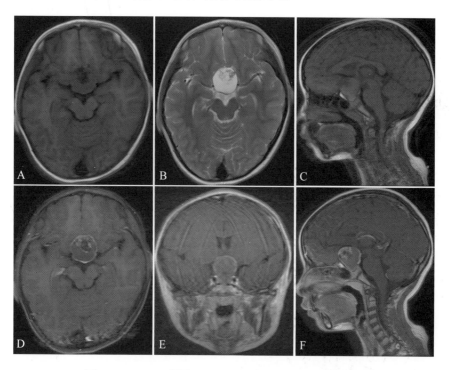

图 1-2-23　MRI 所见。**A～C.**平扫；**D～F.**增强扫描

【术中所见】

囊实性肿瘤自鞍内向鞍上突起，将视交叉顶向后上方，双侧视神经被肿瘤向两侧推

挤，右侧为甚，肿瘤与右侧视神经局部无边界，囊内有灰黄色囊液及砂砾样钙化，主要位于鞍上，部分囊壁有散在钙化斑，囊壁厚，肿瘤上方突入第三脑室，下方到达鞍内，压迫双侧视神经。

【病理】

造釉细胞型颅咽管瘤（WHO Ⅰ级）。

【点评】

由于肿瘤自鞍内向鞍上生长，也造成蝶鞍扩大，鞍底下陷。增强扫描示病变前上方不均匀强化，结合术中所见，应该为该处囊壁较厚、有钙化斑。

病例 37

患者，男，40 岁。

【MRI 所见】

平扫：蝶鞍扩大，鞍底下陷，鞍内及鞍上可见囊状团块影，呈 T1WI、T2WI 高低混杂信号改变，边缘清楚（图 1-2-24 A～C）。

增强扫描：囊壁局部强化，其内可见结节状强化。垂体受推呈弧形前移（图 1-2-24 D～F）。

MRI 诊断　鞍上占位性病变：颅咽管瘤可能性大；

　　　　　　鞍内占位性病变：Rathke 囊肿可能性大。

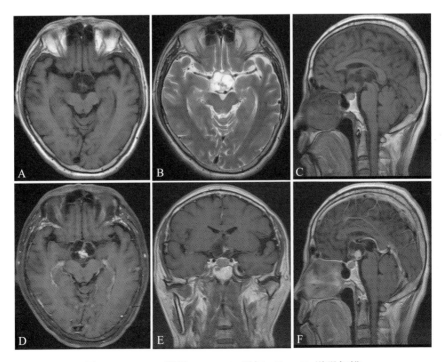

图 1-2-24　MRI 所见。**A～C**. 平扫；**D～F**. 增强扫描

【术中所见】

肿瘤占据第一间隙，压迫视交叉及右侧视束，右侧视束内侧极薄。肿瘤呈灰红色，有完整包膜，囊实性，切开肿瘤包膜，放出黄绿色清亮囊液，将囊液充分吸出后压力明显下降。肿瘤实质部分呈黄白色，质地韧，血供中等。

【病理】

乳头型颅咽管瘤伴感染（WHO Ⅰ级）。

【点评】

术前 MRI 诊断为两处疾病，将鞍内部分和鞍上部分分开诊断，只因这两部分的 MRI 信号不同。鞍内部分呈类圆形 T1WI 高信号，与术中所见的黄绿色液体相一致，这种表现是 Rathke 囊肿的典型征象。而对于颅咽管瘤，其内成分复杂，多数为多种成分共同存在的病变。

病例 38

患者，男，8 岁。

【MRI 所见】

平扫：鞍上可见不规则混杂信号团块影，边缘清楚。垂体信号尚可。脑室系统大小、位置及形态正常（图 1-2-25 A ～ C）。

增强扫描：病变边缘强化，局部可见结节状不均匀强化（图 1-2-25 D 和 E）。

MRI 诊断　鞍上占位性病变：颅咽管瘤可能性大。

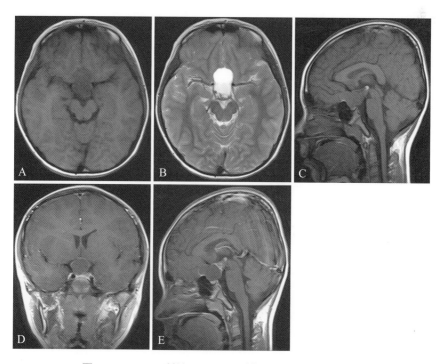

图 1-2-25　MRI 所见。**A ～ C**. 平扫；**D** 和 **E**. 增强扫描

【术中所见】

囊实性肿瘤位于鞍上，并向第三脑室底部突起，将视交叉顶向后上方，囊内有黄色囊液及砂砾样钙化，主要位于鞍上，部分囊壁有散在钙化团块，囊壁厚薄不均，肿瘤上方突入第三脑室，下方到达鞍内，压迫双侧视神经。

【病理】

造釉细胞型颅咽管瘤。

【点评】

矢状位图像示蝶鞍扩大，呈漏斗状，底小口大，系肿瘤自上向下扩张所致。瘤内成分复杂，造成 MRI 信号多变。影像学表现比较典型。

病例 39

患者，女，5 岁。

【MRI 所见】

平扫：鞍内、鞍上可见不规则 T1WI、T2WI 高低混杂信号影，大小约为 12 mm×23 mm×15 mm，边界清楚。鞍上池部分闭塞，脑室系统未见明显扩大（图 1-2-26 A ～ C）。

DWI/ADC 图：病变未见明显弥散受限（图 1-2-26 D 和 E）。

增强扫描：上述病变边缘可见强化影（图 1-2-26 F 和 G）。

MRI 诊断 鞍内、鞍上占位性病变：颅咽管瘤可能性大。

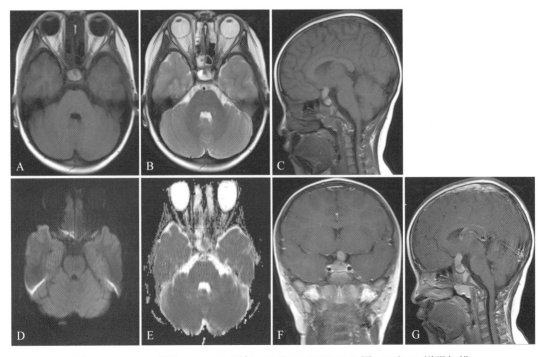

图 1-2-26 MRI 所见。**A ～ C.** 平扫；**D** 和 **E.** DWI/ADC 图；**F** 和 **G.** 增强扫描

【术中所见】

囊实性肿瘤自鞍内向鞍上突起，将视交叉顶向后上方，囊内有灰黄色囊液及砂砾样钙化，主要位于鞍内，部分囊壁有散在钙化斑。囊壁厚薄不均，厚度在 3～5 mm，肿瘤上方达第三脑室，下方到达鞍内，压迫双侧视神经。

【病理】

纤维囊壁样组织，部分被覆复层上皮，另见胆固醇性肉芽肿、炎性肉芽组织及腺垂体组织，局灶可见坏死，部分区域伴钙化，考虑颅咽管瘤伴感染。

【点评】

蝶鞍扩大，鞍底下陷，鞍隔向上呈弧形膨隆，于冠状位显示较清晰，这与术中所见肿瘤主要位于鞍内相一致。

病例 40

患者，女，4 岁。

【MRI 所见】

平扫：蝶鞍扩大，鞍底下陷，垂体后叶结构不清，鞍内及鞍上见一团块状 T1WI 高低混杂、T2WI 高信号影，边界清楚，大小约为 25 mm×22 mm×26 mm，与两侧海绵窦分界清晰。垂体柄显示欠佳，视交叉受压、上抬（图 1-2-27 A～C）。

DWI 序列：病变未见明显弥散受限（图 1-2-27 D）。

增强扫描：病变边缘强化（图 1-2-27 E 和 F）。

MRI 诊断　鞍区占位性病变，Rathke 囊肿可能性大。

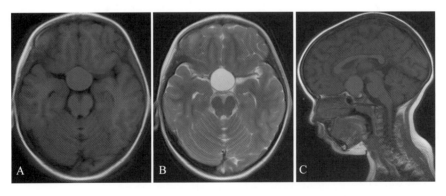

图 1-2-27　MRI 所见。**A～C.** 平扫

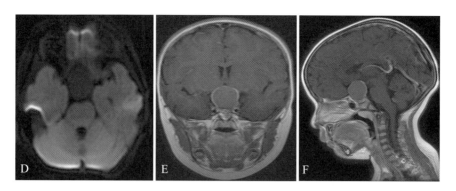

图 1-2-27（续） D. DWI 序列；E 和 F. 增强扫描

【术中所见】

囊实性肿瘤自鞍内向鞍上突起，将视交叉顶向后上方，囊内有灰黄色囊液及砂砾样钙化，主要位于鞍内，部分囊壁有散在钙化斑。

【病理】

造釉细胞型颅咽管瘤伴慢性炎症及胆固醇性肉芽肿形成（WHO Ⅰ 级）。

【点评】

病变主体为囊性，平扫可见少量高信号，于矢状位 T1WI 显示较清晰；增强后强化的囊壁局部增厚，内见点状无强化区，系钙化所致。这些征象多见于囊性颅咽管瘤，借此可与 Rathke 囊肿相鉴别。

病例 41

患者，男，7 岁。

【MRI 所见】

平扫：蝶鞍扩大，鞍底下陷，鞍内、鞍上及第三脑室前部见不规则团块状囊实性占位性病变，呈 T1WI 高低混杂、T2WI 混杂高信号影，边界清楚。幕上脑室扩大，双侧脑室旁见斑片状 T2WI 稍高信号，边界不清（图 1-2-28 A ～ C）。

增强扫描：鞍区病变实性部分及病变边缘呈明显强化，病变大小约为 34 mm× 24 mm×31 mm（图 1-2-28 D 和 E）。垂体柄及视交叉显示不清，双侧海绵窦未见明显受累。

MRI 诊断　鞍区占位性病变：颅咽管瘤可能性大；
　　　　　　幕上梗阻性脑积水。

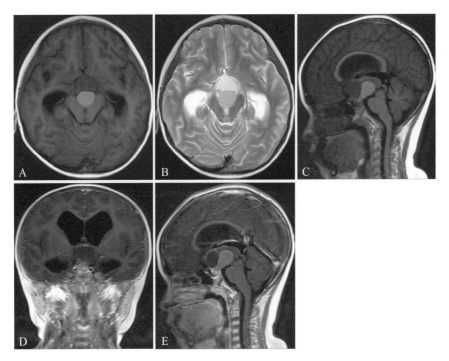

图 1-2-28　MRI 所见。**A ～ C.** 平扫；**D** 和 **E.** 增强扫描

【术中所见】

终板上方见肿瘤囊壁，肿瘤囊壁灰白色，厚薄不均，囊壁内有黄绿色伴胆固醇结晶的液体，肿瘤实质部分有散在钙化。

【病理】

造釉细胞型颅咽管瘤。

【点评】

平扫病变内见 T1WI 高信号，系胆固醇结晶所致。病变底部强化显著，囊性部分在上方包绕强化的部分，强化区信号不均匀，可见点状无强化区，与术中所见的散在钙化相符合。

病例 42

患者，男，42 岁。

【MRI 所见】

平扫：蝶鞍无明显扩大，鞍内及鞍上可见团块状 T1WI、T2WI 高低混杂信号影。右侧脑室略受压，中线结构轻度左偏（图 1-2-29 A 和 B）。

DWI 序列：病变呈低信号改变（图 1-2-29 C）。

增强扫描：病变边缘可见强化，边界清楚，大小约为 21 mm×33 mm×23 mm（图 1-2-29 D 和 E）。

MRI 诊断 鞍区占位性病变：颅咽管瘤可能性大。

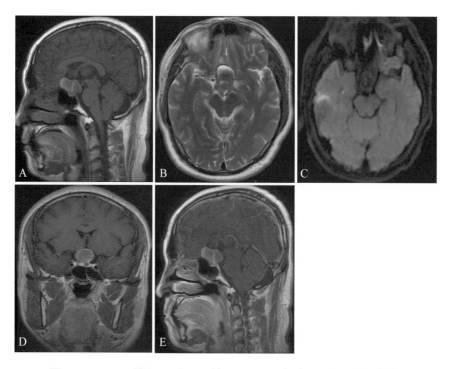

图 1-2-29 MRI 所见。**A** 和 **B**. 平扫；**C**. DWI 序列；**D** 和 **E**. 增强扫描

【术中所见】

病变位于鞍区，向鞍上及两侧生长，呈灰白色，质地软、韧相间，有囊变，囊液呈淡黄色，部分合并钙化，血供中等。

【病理】

形态符合颅咽管瘤，伴感染、胆固醇性肉芽肿及钙化，可见灶状坏死、多核巨细胞形成、含铁血黄素沉积，局灶边缘可见少量腺垂体组织。

【点评】

病变信号混杂，在平扫图像上可见 T1WI 高、T2WI 低信号，与病理所见的胆固醇性肉芽肿、钙化及含铁血黄素沉积有关。病变部分向鞍内突入，于增强扫描冠状位显示较清晰，垂体受压向右侧移位，切除过程中有部分垂体组织被切除，导致病理诊断中显示局灶边缘少量腺垂体组织。

病例 43

患者，男，10 岁。

【MRI 所见】

平扫：蝶鞍稍扩大，鞍底下陷，鞍内、鞍上及第三脑室见不规则团块状囊实性占位性病变，呈 T1WI 高低混杂、T2WI 混杂信号影，边界清楚。幕上脑室扩大，双侧脑室旁见斑片状 T2WI 稍高信号（图 1-2-30 A ～ C）。

增强扫描：鞍区病变明显不均匀强化，大小约为 23 mm×33 mm×46 mm（图 1-2-30 D 和 E）。垂体柄及视交叉显示不清，双侧海绵窦未见受累。

MRI 诊断　鞍区占位性病变：颅咽管瘤可能性大；

幕上脑积水。

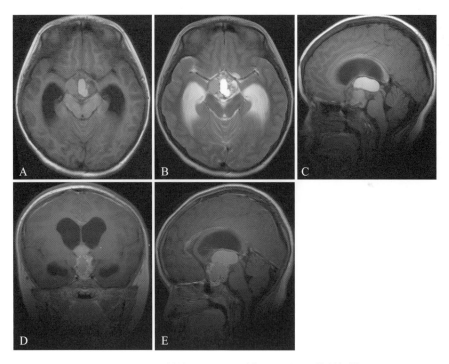

图 1-2-30　MRI 所见。**A ～ C**. 平扫；**D 和 E**. 增强扫描

【术中所见】

囊实性肿瘤自鞍上向第三脑室后突起，将视交叉顶向前下方，囊内有灰黄色囊液及砂砾样钙化，主要位于鞍上及视交叉下方，部分囊壁有散在钙化斑，囊壁厚薄不均，厚度在 3 ～ 5 mm。肿瘤上方突入第三脑室，下方到达鞍内，压迫双侧视神经。

【病理】

造釉细胞型颅咽管瘤。

【点评】

病变内钙化较明显，于 T2WI 呈低信号改变，分布杂乱导致强化图像上呈蜂窝状。

第二章 囊腔液体 T1WI 无高信号

第一节 实性病变

病例 44

患者，男，45 岁。

【MRI 所见】

平扫：鞍上、第三脑室内见团块状 T1WI 低、T2WI 高信号，大小约为 51 mm×32 mm×26 mm，边缘光滑，视交叉受压。双侧脑室扩大，中线结构居中（图 2-1-1 A～C）。

增强扫描：鞍区病灶不均匀明显强化（图 2-1-1 D～F）。

MRI 诊断 鞍区占位性病变：颅咽管瘤。

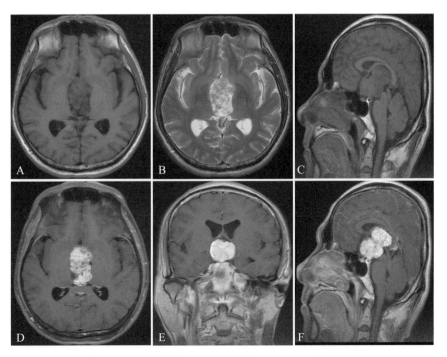

图 2-1-1　MRI 所见。**A～C**.平扫；**D～F**.增强扫描

【术中所见】

肿瘤边界较清晰，与周围组织略有粘连，外观呈灰黄色，质地较韧，血供中等，菜花状。

【病理】

乳头型颅咽管瘤。

【点评】

病变为实性，位于第三脑室内，术中所见病变为菜花状，表现为增强图像上的颗粒状强化。

病例 45

患者，男，57 岁。

【MRI 所见】

平扫：鞍上区、第三脑室内见椭圆形 T1WI 等信号、T2WI 混杂信号影，边缘欠清晰。视神经增粗，幕上脑室系统扩大（图 2-1-2 A～C）。

DWI 序列：病变呈低信号改变（图 2-1-2 D）。

增强扫描：病变明显强化，大小约为 24 mm×21 mm×22 mm（图 2-1-2 E 和 F）。

MRI 诊断　鞍上区占位性病变，考虑胶质瘤；转移瘤不除外。

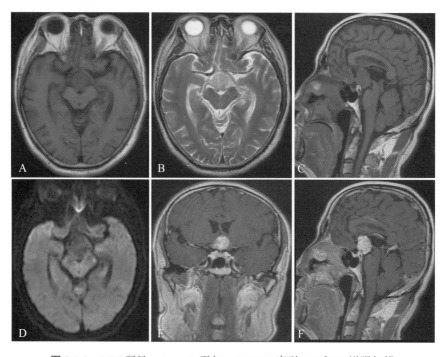

图 2-1-2　MRI 所见。**A～C**.平扫；**D**.DWI 序列；**E** 和 **F**.增强扫描

【术中所见】

　　肿瘤位于第三脑室内，实性，呈灰黄色，有包膜，质地韧，血供中等，内有钙化点，下丘脑受肿瘤作用向两侧推挤，肿瘤向第三脑室上方生长。

【病理】

　　乳头型颅咽管瘤伴感染。

【点评】

　　术前诊断考虑胶质瘤和转移瘤，显然是将病变定位为脑实质来源的。在正中矢状位上，病变后下缘可见切迹样凹陷，系第三脑室的底和后壁，提示病变位于第三脑室内，与术中所见相一致，据此可排除胶质瘤和转移瘤。因为无论转移瘤还是下丘脑来源的胶质瘤，往往压迫第三脑室使之变形，而不会按照第三脑室的自然解剖边界塑形性生长，这种生长方式恰好是颅咽管瘤的特点之一。该病例为实性肿瘤，对于颅咽管瘤而言，所占比率较低，因为颅咽管瘤大部分为囊性或囊实性，这种相对少见的实性颅咽管瘤，也是造成 MRI 误诊的原因之一。

病例 46

　　患者，男，13 岁。

【MRI 所见】

　　平扫：鞍上、第三脑室见团块状 T1WI 等信号、T2WI 稍高信号占位性病变，边界清晰，大小约为 36 mm×34 mm×30 mm。视交叉、脑干受压。幕上脑室稍大，中线结构无移位（图 2-1-3 A～C）。

　　增强扫描：病灶不均匀明显强化（图 2-1-3 D 和 E）。

　　MRI 诊断　鞍上、第三脑室占位性病变：颅咽管瘤？
　　　　　　　　幕上脑积水。

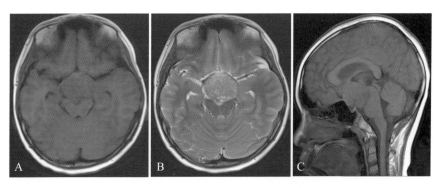

图 2-1-3　MRI 所见。**A～C.** 平扫

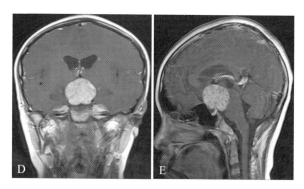

图 2-1-3（续）　D 和 E. 增强扫描

【术中所见】

实性肿瘤自鞍内向鞍上突起，将视交叉顶向前上方，肿瘤实性，血供丰富，质地韧，无包膜，边界不清，主要位于第三脑室内。

【病理】

乳头型颅咽管瘤伴感染。

【点评】

病变呈实性，矢状位图像示其下缘连接垂体柄，呈脐样凹陷，系第三脑室底部的解剖形态，表明病变位于第三脑室内，只不过体积较大，将第三脑室撑大。增强后病变强化，强化的信号不均匀，呈颗粒样，这也符合实性颅咽管瘤的强化特点。

病例 47

患者，男，54 岁。

【MRI 所见】

平扫：鞍上、第三脑室内见一团块状异常信号影，其内信号不均匀，以 T1WI 低信号、T2WI 高信号为主，大小约为 31 mm×30 mm×31 mm，中脑受压变形，脚间池扩大，幕上脑室扩大（图 2-1-4 A～C）。

DWI 序列：病变呈低信号（图 2-1-4 D）。

增强扫描：病变明显强化（图 2-1-4 E 和 F）。

MRI 诊断　鞍上池内占位性病变：颅咽管瘤？异位脑膜瘤？
　　　　　　幕上脑室扩张。

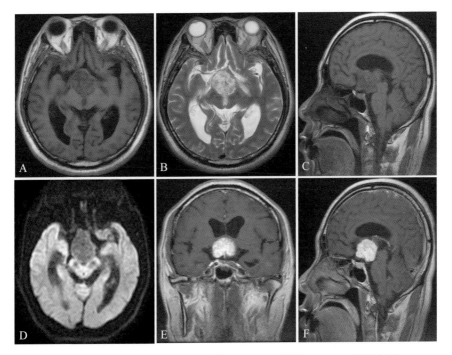

图 2-1-4　MRI 所见。**A ～ C**.平扫；**D**. DWI 序列；**E ～ F**.增强扫描

【术中所见】

肿瘤位于第三脑室内，实性，黄色，有包膜，内容物质地韧，血供丰富，下丘脑受肿瘤作用向下方推挤，肿瘤位于第三脑室内，自垂体柄长出，垂体柄内多支细小动脉向肿瘤供血。

【病理】

乳头型颅咽管瘤。

【点评】

肿瘤底部向上凹陷，后缘已经内陷的切迹系第三脑室的底和后壁的正常边界，与术中所见病变位于第三脑室相一致。冠状位增强扫描，病变底部的凹陷处向下连接条形强化影，系垂体柄，正好印证了术中所见的肿瘤自垂体柄长出。

病例 48

患者，男，48 岁。

【MRI 所见】

平扫：鞍上、第三脑室区可见团块状 T1WI 等低信号、T2WI 等高信号影，边界清晰，大小约为 36 mm×41 mm×31 mm，大脑脚受压变形；幕上脑室扩大（图 2-1-5 A ～ C）。

DWI/ADC 图：DWI 呈低信号影，ADC 呈等高信号影（图 2-1-5 D 和 E）。

增强扫描：病变明显欠均匀强化（图 2-1-5 F ～ H）。

MRI 诊断 鞍上及室间孔区占位性病变：脊索样胶质瘤？颅咽管瘤？
　　　　　幕上脑室扩大。

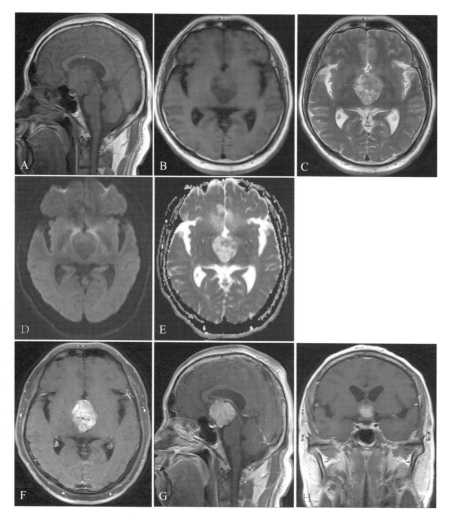

图 2-1-5 MRI 所见。**A ～ C**.平扫；**D 和 E**.DWI/ADC 图；**F ～ H**.增强扫描

【术中所见】

肿瘤位于第三脑室内，肿瘤基底位于前下方的下丘脑及垂体柄，突向后上方第三脑室生长，向后达导水管上口处，边界较清晰，外观呈灰黄色，质地较软脆，血供丰富，其内有少量黄色含胆固醇结晶颗粒。

【病理】

乳头型颅咽管瘤。

【点评】

术前 MRI 描述的肿瘤位置只是大体准确，不够精准。确切的定位是第三脑室内：前下缘脐样凹陷并与垂体柄相连，后下缘亦见切迹、凹陷，这些都勾勒出第三脑室的自然解剖边界，从而提示肿瘤位于第三脑室内。病变内见点状 T1WI 稍高信号及 T2WI 低信号，与术中所见的胆固醇结晶颗粒相符，这种信号常见于颅咽管瘤，从而有助于将其与胶质瘤相鉴别。

病例 49

患者，女，52 岁。

【MRI 所见】

平扫：鞍上池及第三脑室内可见一结节状的 T1WI 低、T2WI 高信号影，内可见少量 T1WI 高、T2WI 低信号，边界清楚，大小约为 26 mm×24 mm×21 mm。视交叉受压，幕上脑室未见扩大（图 2-1-6 A ～ C）。

增强扫描：病变呈明显不均匀强化（图 2-1-6 D 和 E）。

MRI 诊断 鞍上池及第三脑室内占位性病变：①颅咽管瘤；②脊索瘤。

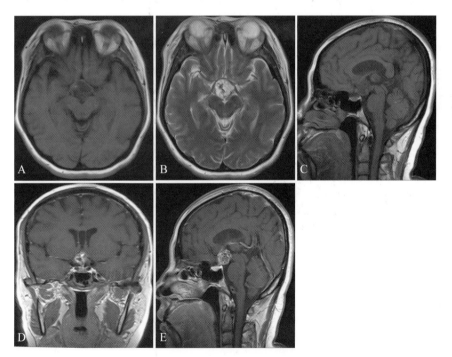

图 2-1-6 MRI 所见。**A ～ C**. 平扫；**D 和 E**. 增强扫描

【术中所见】

肿瘤主体呈灰褐色，其内有部分钙化结晶、黄变组织及黄色囊液，质地较韧，血供

一般，边界清楚。

【病理】

造釉细胞型颅咽管瘤。

【点评】

术前 MRI 诊断之所以考虑脊索瘤，是因为增强扫描后病变呈蜂窝状强化，类似骨性来源的肿瘤。实际上，这种颅咽管瘤的不均匀强化系病变内的钙化灶所致。病变的位置、形状及其与垂体柄的关系均支持颅咽管瘤的诊断。

病例 50

患者，男，29 岁。

【MRI 所见】

平扫：鞍上、第三脑室内见不规则病变，呈 T1WI 等信号、T2WI 等信号影，信号欠均匀，大小约为 25 mm×20 mm×30 mm。蝶鞍无扩大，幕上脑室扩大（图 2-1-7 A～C）。

DWI 序列：病变呈低信号改变（图 2-1-7 D）。

增强扫描：病变明显强化（图 2-1-7 E 和 F）。

MRI 诊断 鞍上、第三脑室占位性病变：生殖细胞瘤可能性大；
　　　　　　梗阻性脑积水。

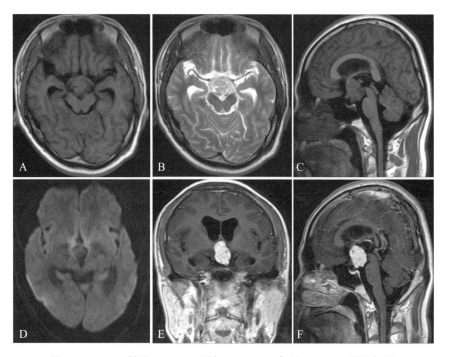

图 2-1-7　MRI 所见。**A～C**. 平扫；**D**. DWI 序列；**E** 和 **F**. 增强扫描

【术中所见】

病变位于鞍上，呈灰白色，质地软，血供中等，同垂体柄关系密切，向上突入第三脑室内。

【病理】

乳头型颅咽管瘤。

【点评】

病变位于第三脑室内，下缘与垂体柄相连，大部分为实性，呈蜂窝状强化，符合第三脑室颅咽管瘤的影像学表现。之所以术前 MRI 诊断考虑生殖细胞瘤，主要原因是病变大部分强化，符合鞍上生殖细胞瘤的特点。但忽略了其他的征象，如强化灶内部的信号特点等。

病例 51

患者，男，62 岁。

【MRI 所见】

平扫：鞍上池可见 T1WI 等低信号、T2WI 等高信号影，边界清晰，突入第三脑室，双侧侧脑室增大，脑沟裂池增宽（图 2-1-8 A～C）。病变大小约为 30 mm×36 mm×37 mm。

增强扫描：病灶不均匀强化（图 2-1-8 D 和 E）。

MRI 诊断 第三脑室占位性病变：颅咽管瘤？

双侧侧脑室增大。

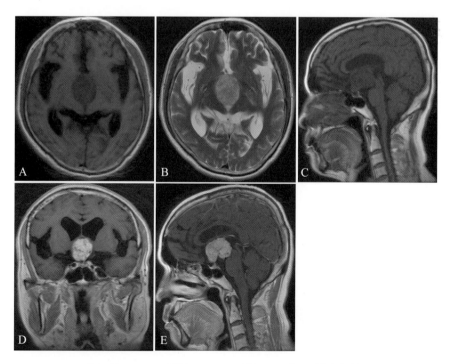

图 2-1-8 MRI 所见。**A～C.** 平扫；**D** 和 **E.** 增强扫描

【术中所见】

肿瘤呈灰黄色，质地中等，有轻度钙化，包膜较完整，血供一般。

【病理】

乳头型颅咽管瘤。

【点评】

病变主要位于第三脑室内，下缘与垂体柄相连，呈蜂窝状强化，符合第三脑室实性颅咽管瘤的特点。

病例 52

患者，男，53 岁。

【MRI 所见】

平扫：鞍上见结节状异常信号团块影，边缘清楚，幕上脑室扩大，中线结构尚居中（图 2-1-9 A ~ C）。

增强扫描：病变明显强化，强化不均匀（图 2-1-9 D ~ F）。

MRI 诊断 鞍上占位性病变：淋巴瘤？胶质瘤？

幕上脑积水。

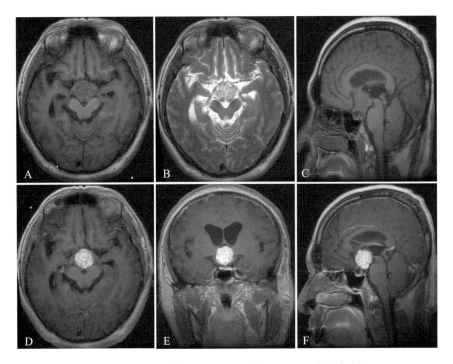

图 2-1-9 MRI 所见。**A ~ C**. 平扫；**D ~ F**. 增强扫描

【术中所见】

肿瘤位于第三脑室内，实性，呈灰红色，质地脆，血供丰富，下丘脑受肿瘤作用向两侧推挤，肿瘤前部与下丘脑粘连紧密，肿瘤向第三脑室上方生长。

【病理】

颅咽管瘤（鳞状上皮型）。

【点评】

术前 MRI 诊断为淋巴瘤或胶质瘤，是将其定位为脑实质的肿瘤，病变为实性，无明显的坏死、囊变，增强扫描绝大部分有强化。鞍上的脑实质肿瘤可有胶质瘤、淋巴瘤、生殖细胞瘤等。而生殖细胞瘤患者年龄偏小，本例患者 53 岁，故不考虑该病。颅咽管瘤以囊变居多，实性比率较小，故容易被忽略。本例病灶位于垂体柄上方，下缘与后缘的凹陷性切迹恰好勾画出第三脑室下壁、后壁的边界，这提示病变位于第三脑室内。而第三脑室也是颅咽管瘤的好发部位之一。

病例 53

患者，男，10 岁。

【MRI 所见】

平扫：蝶鞍扩大，鞍底下陷，鞍内和鞍上可见团块状 T1WI 等低信号、T2WI 不均匀高信号占位性病变，边界清晰，大小约为 32 mm×45 mm×33 mm，视交叉显示不清，脑干、第三脑室底部和双侧室间孔受压，幕上脑室变形增大（图 2-1-10 A～C）。

DWI/ADC 图：病灶无弥散受限（图 2-1-10 D 和 E）。

增强扫描：鞍区病变不均匀强化（图 2-1-10 F～H）。

MRI 诊断 鞍上占位性病变：垂体瘤？毛细胞型星形细胞瘤？颅咽管瘤？

幕上脑室增大。

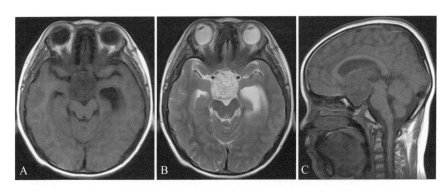

图 2-1-10 MRI 所见。**A～C**.平扫

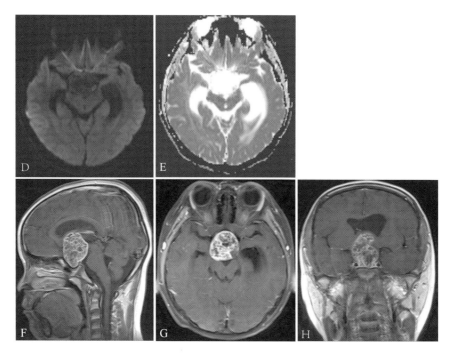

图 2-1-10（续） D 和 E. DWI/ADC 图；F～H. 增强扫描

【术中所见】

肿瘤位于鞍区及鞍上，肿瘤呈实性，呈灰黄色，血供中等，有包膜，有钙化斑。

【病理】

造釉细胞型颅咽管瘤，浸润腺垂体组织。

【点评】

病变以实性为主，坏死、囊变较轻，这种情况在颅咽管瘤中出现的比率较少，因此往往对其认识不足。尽管有蝶鞍扩大、鞍底下陷，但是扩大的蝶鞍在矢状位呈漏斗状，底小口大，在冠状位上鞍底较平直，这都与垂体瘤造成的蝶鞍扩大不符。另外，冠状位图像上，病变体积较大，但是两侧海绵窦无受累，而相同体积的垂体瘤往往累及一侧或两侧海绵窦。至于毛细胞型星形细胞瘤，是来自下丘脑的，很少造成如此明显的蝶鞍改变。再者，本例增强后强化的信号不均匀，内见斑点状无强化区，与强化区间杂分布，形成蜂窝状外观，这与病变内钙化斑的分布有关，也是颅咽管瘤的特点之一。

病例 54

患者，男，48 岁。

【MRI 所见】

平扫：蝶鞍不大，鞍内可见垂体信号影，鞍上可见约 26.3 mm×24 mm×40 mm

T1WI 等信号、T2WI 混杂信号影，边界欠清，信号不均，与双侧视交叉界限欠清，双侧海绵窦尚可，垂体柄基本居中。脑室系统扩大变形，中线结构基本居中（图 2-1-11 A ～ C ）。

增强扫描：鞍上病变不均匀明显强化（图 2-1-11 D 和 E ）。

MRI 诊断 鞍上占位性病变：颅咽管瘤可能性大。

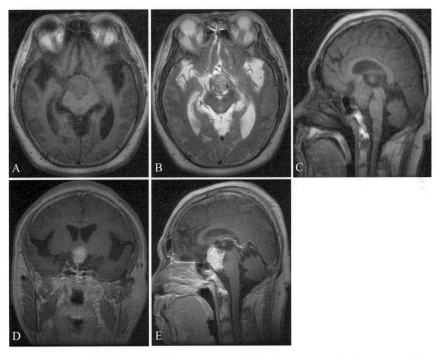

图 2-1-11 MRI 所见。**A ～ C**.平扫；**D** 和 **E**.增强扫描

【术中所见】

病变位于鞍区，向鞍上第三脑室内及两侧生长，呈灰白色，质地软、韧相间，有囊变，囊液呈淡黄色。血供丰富。

【病理】

乳头型颅咽管瘤。

【点评】

病变位于第三脑室内，下缘与垂体柄上缘相连。小囊变、钙化导致 MRI 平扫时信号不均匀，增强后强化不均匀。

第二节 囊实性病变

病例 55

患者，男，59 岁。

【MRI 所见】

平扫：鞍内、鞍上可见结节状 T1WI 等低信号、T2WI 混杂信号影，边界清楚，病变突向第三脑室内，邻近脑实质受压变形，幕上脑室略扩大（图 2-2-1 A～C）。

增强扫描：病变实性部分及囊壁可见强化，大小约为 23 mm×31 mm×30 mm（图 2-2-1 D～F）。

MRI 诊断 鞍内、鞍上占位性病变：颅咽管瘤可能性大。

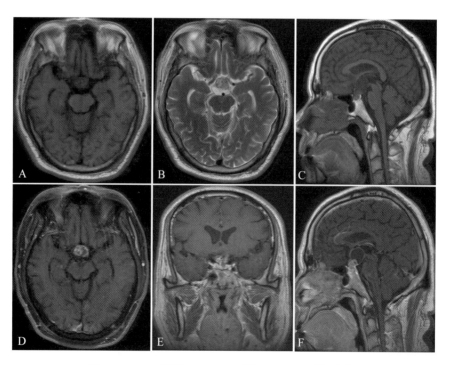

图 2-2-1 MRI 所见。A～C. 平扫；D～F. 增强扫描

【术中所见】

肿瘤呈灰红色，囊实性，边界清楚，有包膜，质地软、韧相间，内有斑片状钙化，血供中等，肿瘤后极比较光滑。

【病理】

柱状细胞型颅咽管瘤。

【点评】

病变自垂体柄左侧向鞍内蔓延，垂体柄受推挤向右侧轻度移位。病变底部强化明显，钙化导致强化不均匀。

病例 56

患者，男，42 岁。

【MRI 所见】

平扫：鞍区囊实性占位性病变，实性部分呈 T1WI、T2WI 等信号影，囊性部分呈 T1WI 低、T2WI 高信号影，大小约为 26 mm×23 mm×23 mm，视交叉明显受压上抬。脑室系统大小、位置及形态正常，中线结构居中（图 2-2-2 A～C）。

增强扫描：实性部分明显强化，囊壁部分强化（图 2-2-2 D～F）。

MRI 诊断 鞍区囊实性占位性病变：颅咽管瘤可能性大。

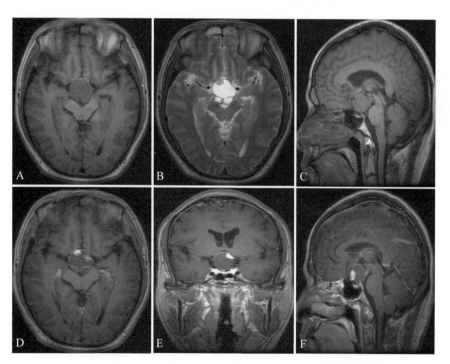

图 2-2-2 MRI 所见。**A～C.**平扫；**D～F.**增强扫描

【术中所见】

肿瘤质地较软，呈灰白色，血供中等，内有机油样液体。

【病理】

造釉细胞型颅咽管瘤。

【点评】

矢状位和冠状位图像示病变位于垂体柄上方，为颅咽管瘤的典型位置之一。增强扫描强化部分较少，提示实性部分所占比率较小，囊性成分居多，与肿瘤质地较软相一致。

病例 57

患者，女，9岁。

【MRI 所见】

平扫：鞍上、颅前窝底可见团块状 T1WI 等低信号、T2WI 高信号影，边界清楚，大小约为 35 mm×35 mm×30 mm，邻近脑实质受压，左侧脑室前角受压（图 2-2-3 A～C）。

增强扫描：上述病变边缘可见不规则明显强化影（图 2-2-3 D～F）。

MRI 诊断 颅前窝底占位性病变：颅咽管瘤？软骨瘤不除外。

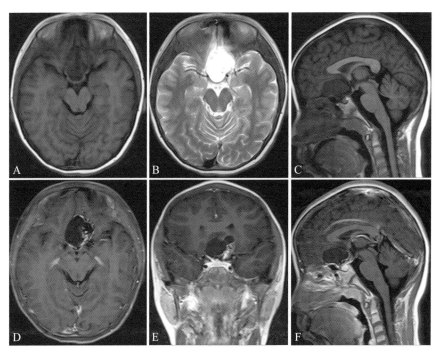

图 2-2-3 MRI 所见。**A～C**. 平扫；**D～F**. 增强扫描

【术中所见】

囊实性肿瘤自鞍内向鞍上突起，将视交叉顶向后上方，肿瘤囊内有灰黄色囊液，可

见囊内有砂砾样钙化，主要位于鞍上，部分囊壁有散在钙化斑，囊壁厚薄不均，厚度在 3～5 mm，囊壁上方与视神经、第三脑室底粘连明显，肿瘤压迫双侧视神经。

【病理】

造釉细胞型颅咽管瘤。

【点评】

增强扫描，病变底部强化明显，且强化不均匀，局部呈细小蜂窝状，此种强化形态与骨性肿瘤的强化相一致，而该区域的骨性肿瘤常见为脊索瘤和软骨来源的肿瘤，脊索瘤位于蝶鞍前上方的不多，故术前诊断不除外软骨瘤。结合术中所见，考虑此种蜂窝状不均匀强化系砂砾样钙化所致。

病例 58

患者，男，52 岁。

【MRI 所见】

平扫：鞍上及第三脑室后部见囊实性病灶，实性部分呈 T1WI、T2WI 等信号影，囊性部分呈 T1WI 低、T2WI 高信号影。脑干受压变形（图 2-2-4 A～C）。

DWI/ADC 图：未见明显弥散受限（图 2-2-4 D 和 E）。

增强扫描：呈明显不均匀强化，大小约为 29 mm×28 mm×21 mm（图 2-2-4 F 和 G）。

MRI 诊断 鞍上及第三脑室占位性病变：颅咽管瘤可能大。

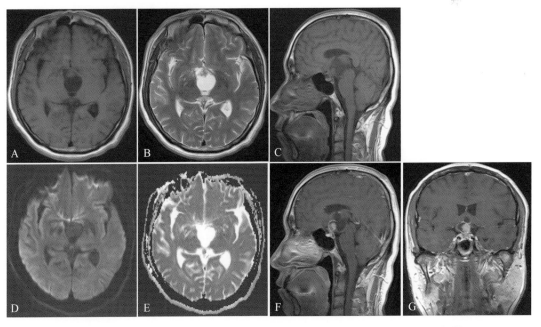

图 2-2-4 MRI 所见。**A ～ C.** 平扫；**D 和 E.** DWI/ADC 图；**F 和 G.** 增强扫描

【术中所见】

肿瘤位于第三脑室内，囊实性，呈灰红色，有包膜，内容物质地韧，囊液呈淡黄色，血供中等。下丘脑被推挤向两侧分离。

【病理】

乳头型颅咽管瘤。

【点评】

矢状位图像可见病变位于垂体柄上方，实性部分偏下，囊性部分位置较高，囊壁有强化，这都符合囊实性颅咽管瘤的常见表现。

病例 59

患者，女，34 岁。

【MRI 所见】

平扫：鞍上见不规则囊性病灶，病变呈 T1WI 稍低、T2WI 高信号影，双侧海绵窦未见明显异常改变，垂体柄未见显示（图 2-2-5 A ～ C）。

增强扫描：边缘部分明显线状强化，大小约为 18 mm×14 mm×16 mm（图 2-2-5 D 和 E）。

MRI 诊断 鞍上占位性病变：颅咽管瘤可能性大，脑囊虫待除外。

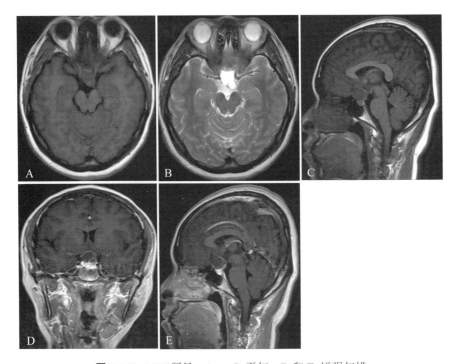

图 2-2-5 MRI 所见。**A ～ C.** 平扫；**D** 和 **E.** 增强扫描

【术中所见】

于视交叉前方可见肿瘤，囊实性，呈灰红色，有包膜，内容物为淡黄色囊液，血供中等，内有钙化点。

【病理】

造釉细胞型颅咽管瘤。

【点评】

之所以术前 MRI 诊断脑囊虫待除外，是因为囊虫也可表现为囊性病变并强化。在增强冠状位上，病变位于垂体柄上方，垂体柄变短，这是颅咽管瘤的常见表现之一，另外，病变的囊壁局部无强化，也符合颅咽管瘤的特点。

病例 60

患者，男，53 岁。

【MRI 所见】

平扫：蝶鞍不大，鞍底未见明显下陷，鞍上、第三脑室见不规则 T1WI 低、T2WI 高信号影，信号不均匀，其内见 T2WI 低信号，边界清楚，视交叉受压上抬，双侧海绵窦未见明显受累（图 2-2-6 A ～ C）。

增强扫描：鞍区病变边缘明显强化，大小约为 39 mm×26 mm×23 mm（图 2-2-6 D ～ F）。垂体柄显示不清。

MRI 诊断　鞍区占位性病变：颅咽管瘤可能性大。

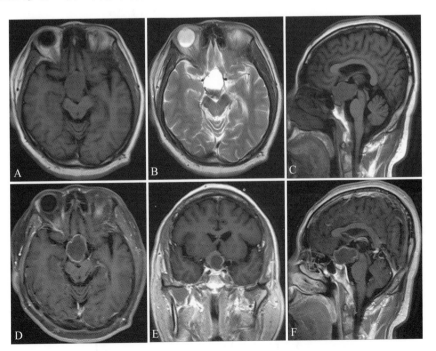

图 2-2-6　MRI 所见。**A ～ C**. 平扫；**D ～ F**. 增强扫描

【术中所见】

病变起源于垂体柄，位于鞍上，向第三脑室上方生长，囊实性，囊性部分呈淡黄色，内有钙化点，实质部分呈灰红色，质地软，血供中等，下丘脑受肿瘤作用向两侧推挤。

【病理】

造釉细胞型颅咽管瘤伴感染，胆固醇结晶析出。

【点评】

在 MRI 上，肿瘤后部见 T1WI 等信号、T2WI 稍低信号，特别是在周围 T2WI 上，病变前部的高信号与后部的 T2WI 稍低信号直接分界截然，呈线样，而在增强图像上，后部未见强化，提示病变囊腔内成分差别较大。而病变位于鞍上，与鞍内垂体分界清晰，仅左侧鞍隔受压下陷。在正中矢状位图像上，病变下缘与鞍隔交界处后部点状低信号，增强后无强化，应该是术中所见的钙化点。

病例 61

患者，女，30 岁。

【MRI 所见】

平扫：鞍上见类圆形 T1WI 等信号、T2WI 高信号影，边界清晰，边缘局部似可见 T1WI 高信号，大小约为 14 mm×16 mm×12 mm（图 2-2-7 A～C）。

增强扫描：病变边缘环形强化，垂体柄显示不清，视交叉受压，垂体强化尚均匀（图 2-2-7 D～F）。

MRI 诊断 鞍上占位性病变：颅咽管瘤？囊肿？

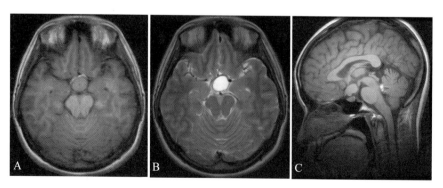

图 2-2-7 MRI 所见。**A～C.** 平扫

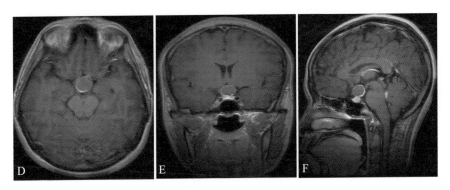

图 2-2-7（续）　**D ～ F**.增强扫描

【术中所见】

病变呈灰红色，囊性，血供不丰富，与后方垂体柄部分粘连，周围可见鲜黄垂体组织。

【病理】

造釉细胞型颅咽管瘤。

【点评】

小的颅咽管瘤与 Rathke 囊肿表现类似，都可为鞍上囊性病变并边缘强化。在平扫正中矢状位图像上，病变后下缘可见切迹样凹陷，系第三脑室的边界，提示肿瘤位于第三脑室内，这支持颅咽管瘤，因为颅咽管瘤发生于该位置的比率远高于 Rathke 囊肿。

病例 62

患者，男，66 岁。

【MRI 所见】

平扫：蝶鞍不大，鞍内可见垂体信号影，鞍上可见约 23 mm×25 mm×28 mm 团块状 T1WI 低、T2WI 高信号影，边界欠清，信号不均，与双侧视交叉界限欠清，双侧海绵窦尚可，垂体柄显示不清，脑室系统略扩大变形，脑沟裂略增宽（图 2-2-8 A ～ C）。

DWI/ADC 图：未见弥散受限（图 2-2-8 D 和 E）。

增强扫描：鞍上病变不均匀明显强化（图 2-2-8 F ～ H）。

MRI 诊断　鞍上占位性病变：颅咽管瘤可能性大。

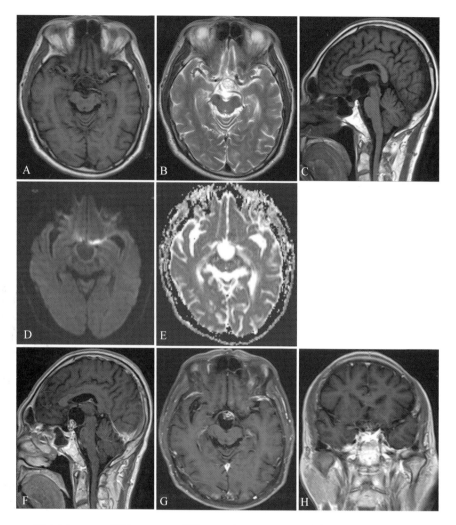

图 2-2-8 MRI 所见。**A ～ C**. 平扫；**D** 和 **E**. DWI/ADC 图；**F ～ H**. 增强扫描

【术中所见】

肿瘤位于鞍上，囊实性，有包膜，囊液呈淡黄色，囊壁乳白色，较韧，血供中等，囊壁有钙化点。垂体柄位于肿瘤右侧，肿瘤向上进入第三脑室。

【病理】

造釉细胞型颅咽管瘤。

【点评】

术前 MRI 描述垂体柄未见显示是不准确的，在旁矢状位上，病变下缘呈锥状，其尖端与垂体柄相连，在增强扫描冠状位上，亦见受压缩短的垂体柄。病变实性部分在底部，囊性部分在上部，符合囊实性颅咽管瘤的常见特点。增强扫描，实性部分不均匀强化，内见点状无强化影，也是实性颅咽管瘤的强化特点，系小钙化所致。

病例 63

患者，男，4 岁。

【MRI 所见】

平扫：鞍上可见一不规则团块状 T1WI 稍低、T2WI 稍混杂信号。脑室系统大小、位置及形态正常（图 2-2-9 A 和 B）。

DWI/ADC 图：病变为低信号，信号不均（图 2-2-9 C 和 D）。

增强扫描：病变呈不均匀明显强化，大小约为 18 mm×17 mm×32 mm（前后径 × 左右径 × 上下径）（图 2-2-9 E 和 F）。

MRI 诊断　鞍区占位性病变，考虑颅咽管瘤。

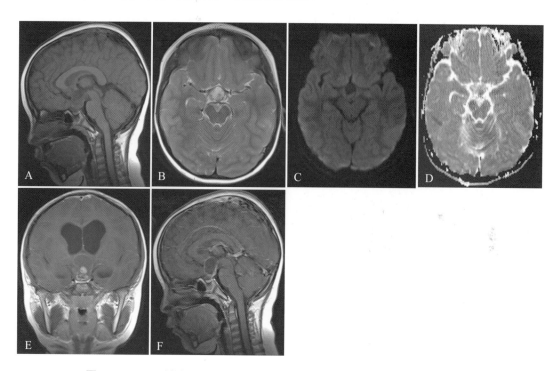

图 2-2-9　MRI 所见。**A** 和 **B**. 平扫；**C** 和 **D**. DWI/ADC 图；**E** 和 **F**. 增强扫描

【术中所见】

囊实性肿瘤自鞍内向鞍上突起，将视交叉顶向前上方。切开肿瘤囊壁，有灰黄色囊液溢出，吸除囊液，可见囊内有砂砾样钙化，主要位于鞍内，部分囊壁有散在钙化斑，囊壁厚薄不均，厚度在 2 ～ 4 mm。

【病理】

造釉细胞型颅咽管瘤（WHO Ⅰ级）。

【点评】

　　矢状位图像上，特别是增强扫描矢状位，病变底部与垂体柄上方相连，囊壁不均匀强化，厚薄不一，与术中所见一致，影像学表现比较典型。

病例 64

　　患者，女，44 岁。

【MRI 所见】

　　平扫：鞍上池内可见分叶状 T1WI 等低信号、T2WI 高低混杂信号占位性病变，信号不均，呈囊实性，边界尚清，大小约为 28 mm×16 mm×22 mm。病变延伸至第三脑室下部、脚间池，视交叉受压上抬，双侧海绵窦未见明显异常。脑室系统大小、位置及形态尚可（图 2-2-10 A ～ C）。

　　增强扫描：鞍区病变呈明显不均匀强化（图 2-2-10 D 和 E）。

　　MRI 诊断　鞍区占位性病变：颅咽管瘤可能性大。

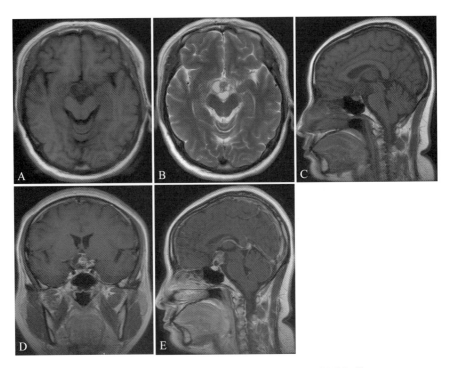

图 2-2-10　MRI 所见。**A ～ C.** 平扫；**D 和 E.** 增强扫描

【术中所见】

　　肿瘤位于鞍上及第三脑室内，囊实性，灰红色，有包膜，内容物质地韧，囊液淡黄色，血供中等，钙化明显，下丘脑受肿瘤作用向两侧推挤，肿瘤向第三脑室上方生长。

【病理】

造釉细胞型颅咽管瘤，伴坏死。

【点评】

肿瘤大部分位于第三脑室内，在 T2WI 上，内见片状低信号，在周围高信号衬托下更明显，这些钙化灶使得病变在增强图像上不均匀强化。该病例比较典型。

病例 65

患者，女，42 岁。

【MRI 所见】

平扫：鞍上可见类圆形 T1WI 低、T2WI 高信号影，边界清楚，其内信号欠均匀，大小约为 12 mm×13 mm×11 mm，垂体柄显示不清，双侧海绵窦未见明显受累，视交叉受压上抬（图 2-2-11 A～C）。

增强扫描：病变呈明显不均匀强化（图 2-2-11 D 和 E）。

MRI 诊断 鞍区占位性病变：颅咽管瘤？垂体瘤？

幕上脑室扩大。

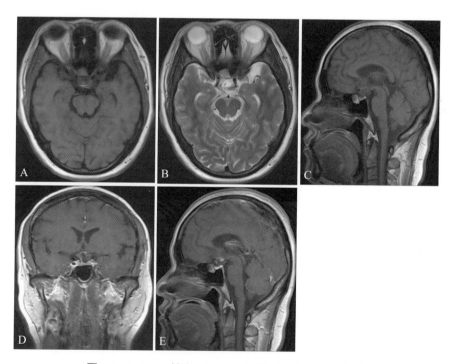

图 2-2-11 MRI 所见。A～C. 平扫；D 和 E. 增强扫描

【术中所见】

肿瘤位于鞍上，囊实性，灰红色，有包膜，内容物质地韧，囊液淡黄色，血供中等，

内有钙化点，下丘脑受肿瘤压迫向后推挤。

【病理】

乳头型颅咽管瘤，可见中性粒细胞及淋巴细胞浸润。

【点评】

病变位于鞍上，增强扫描其下方垂体见明显强化，形态规则，信号均匀。因此，MRI 诊断怀疑垂体瘤是不应该的。尤其是冠状位上，病变基底部狭窄，向鞍内蔓延，该处垂体变薄，系病变膨胀性生长，压迫鞍隔使之凹陷所致。病变可见附壁结节，这种形态也多见于囊性颅咽管瘤，而垂体瘤囊变时较少见。注意，患者有蝶窦囊肿，呈 T1WI 高信号，不要混淆为病变的一部分，因为颅咽管瘤也常见 T1WI 高信号。

病例 66

患者，女，32 岁。

【MRI 所见】

平扫：鞍上池内不规则囊实性混杂信号影，垂体显示可，视交叉受压，脑室系统大小、位置及形态正常（图 2-2-12 A ～ C）。

DWI 序列：病变呈低信号（图 2-2-12 D）。

增强扫描：鞍上池内病灶出现不规则环状及片状异常强化影（图 2-2-12 E ～ G）。

MRI 诊断 鞍上池内占位性病变：颅咽管瘤？胚胎类肿瘤？

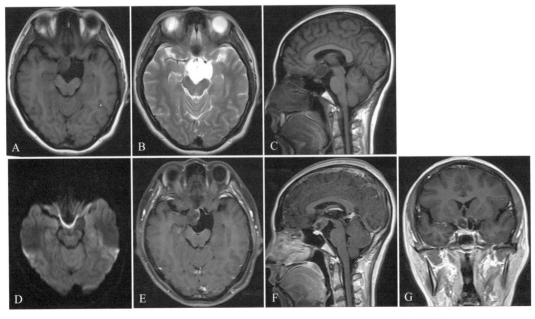

图 2-2-12 MRI 所见。**A ～ C**. 平扫；**D**. DWI 序列；**E ～ G**. 增强扫描

【术中所见】

囊实性肿瘤自鞍内向鞍上突起，将视交叉顶向后上方，有灰黄色囊液，可见囊内有砂砾样钙化，主要位于鞍内，部分囊壁有散在钙化，囊壁厚薄不均，厚度在 3 ~ 5 mm，肿瘤上方突入第三脑室，下方到达鞍内，压迫双侧视神经。

【病理】

造釉细胞型颅咽管瘤伴感染。

【点评】

当颅咽管瘤以囊性为主时，瘤体常较柔软，受鞍上结构的限制，多呈分叶状或多囊状，囊壁强化可以不完整，这些特点可与胚胎类肿瘤相鉴别。

病例 67

患者，男，9 岁。

【MRI 所见】

平扫：鞍区、脑干前方可见囊片状等信号为主的混杂信号占位性病变，边界清楚，大小约为 52 mm×39 mm×41 mm，内可见斑块状 T2WI 低信号影。视交叉受压上抬，鞍上池、第三和第四脑室受压，脑干及邻近脑组织受压变形，基底动脉、双大脑后动脉局部被包绕。幕上脑室增大，双侧脑室旁可见片状 T1WI 稍低、T2WI 稍高信号（图 2-2-13 A ~ E）。

增强扫描：上述病变局部可见明显不均匀强化，垂体形态不规则（图 2-2-13 F 和 G）。

MRI 诊断 鞍区、脑干前方占位性病变：颅咽管瘤？

幕上脑积水伴室旁水肿。

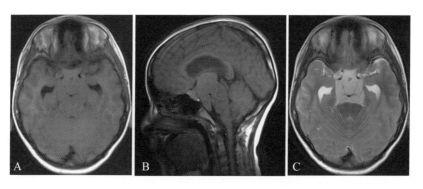

图 2-2-13 MRI 所见。**A ~ E.** 平扫

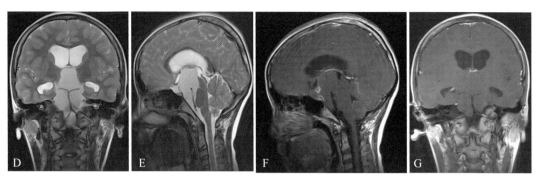

图 2-2-13（续）　F 和 G. 增强扫描

【术中所见】

囊实性肿瘤自鞍内向鞍上突起，将视交叉顶向后上方，切开肿瘤囊壁，有灰黄色囊液溢出，吸除囊液，可见囊内有砂砾样钙化，主要位于鞍内，部分囊壁有散在钙化斑，囊壁厚薄不均，厚度在 3～5 mm，垂体柄已无法辨认。

【病理】

造釉细胞型颅咽管瘤（WHO Ⅰ 级）。

【点评】

病变以囊性为主，顺鞍上的自然解剖间隙生长，类似于脑桥小脑角的胆脂瘤。增强扫描，病变的囊壁无强化，注意病变在垂体柄位置的强化，兹可以与其他囊肿如肠源性囊肿相鉴别，也正是这部分实性病变导致了术中所见的垂体柄无法辨认。

病例 68

患者，女，3 岁。

【MRI 所见】

平扫：右额可见引流管影，蝶鞍扩大，鞍底下陷，鞍内及鞍上可见一不规则形囊实性 T1WI 等低信号、T2WI 高信号，内可见 T2WI 低信号，病灶大小约为 47 mm×47 mm×44 mm（前后径 × 左右径 × 上下径），边界清，垂体柄显示不清。视交叉受压上抬，双侧海绵窦受累不明显。幕上脑室稍增宽，脑沟裂池未见异常，中线结构居中（图 2-2-14 A ～ C）。

DWI/ADC 图：病变无弥散受限（图 2-2-14 D 和 E）。

增强扫描：该占位性病变实性部分及囊壁呈中等程度欠均匀强化（图 2-2-14 F ～ H）。

MRI 诊断　鞍区占位性病变：颅咽管瘤引流术后。

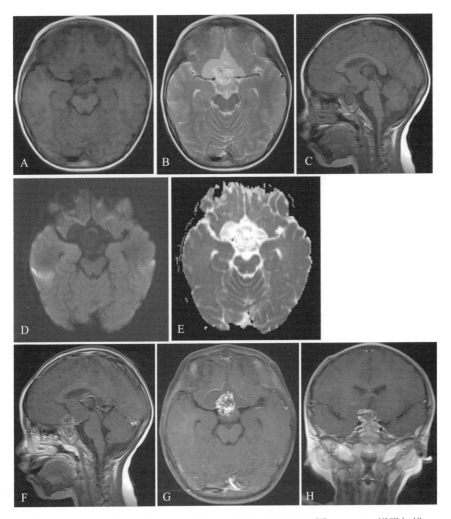

图 2-2-14　MRI 所见。**A ～ C**. 平扫；**D** 和 **E**. DWI/ADC 图；**F ～ H**. 增强扫描

【术中所见】

囊实性肿瘤自鞍内向鞍上突起，将视交叉顶向后上方，囊内有灰黄色囊液及砂砾样钙化，囊壁厚薄不均，厚度在 3 ～ 5 mm。

【病理】

造釉细胞型颅咽管瘤，浸润腺垂体组织。

【点评】

病变贯通蝶鞍内外，可见明显的束腰征，这是由于病变通过鞍隔时受其阻挡和限制造成的，这种征象以垂体瘤多见，颅咽管瘤少见，后者常自上向下压迫蝶鞍，使其呈喇叭口样扩大，这是两者的不同之处。另外，在鞍上部分，病变为囊实性，实性部分在下方，囊性部分在上方，符合颅咽管瘤的特点；再者，下陷的鞍底是平直的，不是一侧鞍底下陷，双侧海绵窦无受累，这都是颅咽管瘤与垂体瘤的不同之处。

病例 69

患者，女，50 岁。

【MRI 所见】

平扫：鞍上可见类圆形 T1WI 低、T2WI 高信号影，内部可见 T1WI、T2WI 等信号影及液-液平面，大小约为 12 mm×20 mm×18 mm，双侧脑室对称等大，中线结构居中（图 2-2-15 A～C）。

增强扫描：鞍上病变可见明显环形强化，部分向鞍内蔓延（图 2-2-15 D 和 E）。

MRI 诊断 鞍上占位性病变：颅咽管瘤？

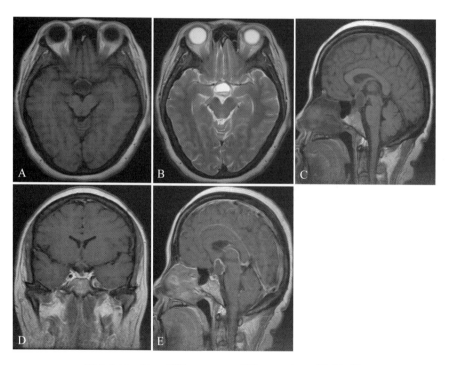

图 2-2-15 MRI 所见。**A～C.** 平扫；**D 和 E.** 增强扫描

【术中所见】

肿瘤位于鞍上，挤压右侧视神经及视交叉。肿瘤呈灰白色，囊实性，有包膜，切开后见内有淡黄绿色清亮囊液，内容物软韧不均，囊壁局部有钙化，血供中等。

【病理】

造釉细胞型颅咽管瘤。

【点评】

在 T1WI 上，病变呈低信号改变，在 T2WI 上，病变内见分层，提示内容物成分混杂，增强后囊壁部分无强化，这都是颅咽管瘤的常见影像学表现。

病例 70

患者，男，67 岁。

【MRI 所见】

平扫：蝶鞍扩大，鞍底下陷，鞍内及鞍上可见囊实性异常信号团块影，边缘清楚，脑室系统大小、位置及形态正常（图 2-2-16 A～C）。

增强扫描：可见明显不均匀强化（图 2-2-16 D 和 E）。

MRI 诊断　鞍区占位性病变：垂体瘤可能性大。

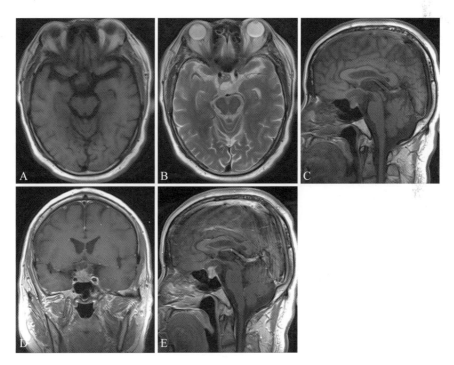

图 2-2-16　MRI 所见。A～C. 平扫；D 和 E. 增强扫描

【术中所见】

囊性肿瘤起源于垂体柄，灰红色，可见囊内黄色结晶。

【病理】

颅咽管瘤（鳞状上皮型），伴囊性变。

【点评】

蝶鞍扩大，矢状位呈漏斗状；实性部分位于底部中央，增强扫描冠状位显示较清晰。下陷的鞍底平直。这些征象都符合颅咽管瘤的表现。

病例 71

患者，男，37 岁。

【MRI 所见】

平扫：蝶鞍形态叩，鞍底见垂体。鞍上池扩大，其内见类椭圆形 T1WI 低、T2WI 高信号团块影，边界较清，大小约为 20 mm×20 mm×15 mm。边缘欠清。视交叉受压上抬，垂体柄欠清，鞍内垂体、双侧海绵窦形态可。双侧脑室略扩大（图 2-2-17 A～C）。

增强扫描：病灶边缘见轻度强化（图 2-2-17 D 和 E）。

MRI 诊断 鞍上占位性病变：颅咽管瘤？

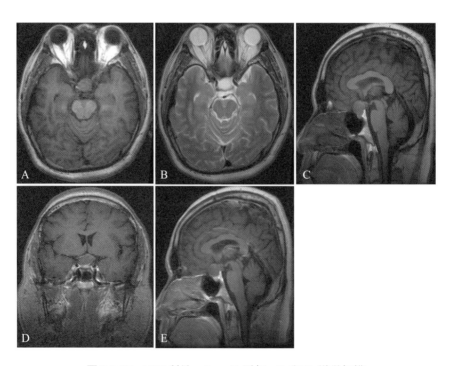

图 2-2-17 MRI 所见。A～C. 平扫；D 和 E. 增强扫描

【术中所见】

肿瘤位于视交叉前方，呈囊性，囊液为淡黄色较清亮，边界清楚，血供一般。肿瘤将视交叉向后上推挤。

【病理】

颅咽管瘤伴感染。

【点评】

病变主体为囊性，在 T2WI 上其后部可见 T2WI 低信号，系钙化，为颅咽管瘤的常见表现。

病例 72

患者，男，4 岁。

【MRI 所见】

平扫：鞍上池内可见团块状 T1WI 等低信号、T2WI 混杂信号占位性病变，大小约为 22 mm×20 mm×24 mm。病变延伸至第三脑室底部，视交叉及垂体显示不清，双侧海绵窦未见明显异常。脑室系统形态可（图 2-2-18 A～C）。

DWI/ADC 图：病变未见弥散受限（图 2-2-18 D 和 E）。

增强扫描：可见明显不均匀强化（图 2-2-1 F 和 G）。

MRI 诊断 鞍区占位性病变：颅咽管瘤可能性大。

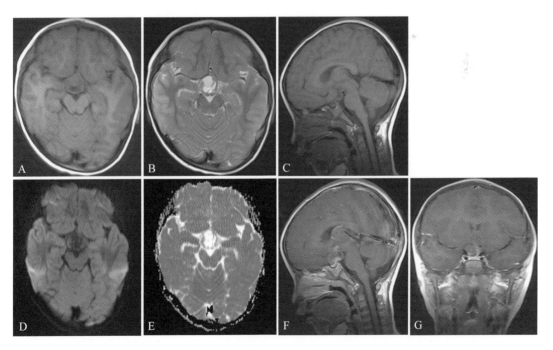

图 2-2-18 MRI 所见。**A～C.** 平扫；**D** 和 **E.** DWI/ADC 图；**F** 和 **G.** 增强扫描

【术中所见】

囊实性肿瘤位于鞍上，将视交叉顶向上方，囊内有少量黄色囊液及砂砾样钙化，部分囊壁有散在钙化斑，囊壁厚薄不均，厚度在 3 ～ 5 mm。

【病理】

造釉细胞型颅咽管瘤。

【点评】

矢状位示垂体柄增粗，上缘尤著，与肿瘤底部相延续。因为有钙化，在 T2WI 图像可见低信号，增强后强化区内见低信号无强化区。

病例 73

患者，男，3 岁。

【MRI 所见】

平扫：蝶鞍扩大，鞍内垂体变形，鞍区及鞍上区可见约 36 mm×41 mm×55 mm 囊状 T1WI 低、T2WI 高信号影，边界欠清，信号欠均匀，与双侧视交叉界限欠清，双侧海绵窦未受累，垂体柄未显示，脑室系统大小尚可（图 2-2-19 A ～ C）。

增强扫描：鞍上病变不均匀强化（图 2-2-19 D 和 E）。

MRI 诊断 鞍上占位性病变：颅咽管瘤可能性大。

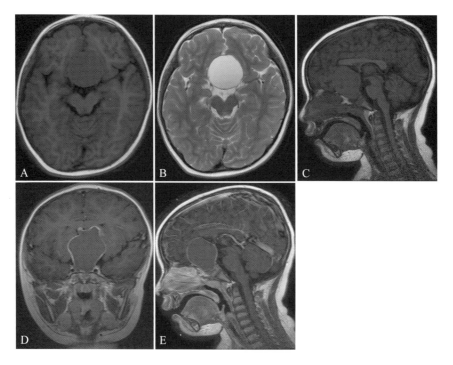

图 2-2-19 MRI 所见。**A ～ C**. 平扫；**D** 和 **E**. 增强扫描

【术中所见】

囊实性肿瘤自鞍内向鞍上突起，将视交叉顶向后上方，囊内有灰黄色囊液及砂砾样钙化，病变自鞍内突向鞍上及第三脑室内，部分囊壁有散在钙化斑，囊壁厚薄不均，厚度在 3～5 mm，囊壁后上方突入第三脑室内。

【病理】

造釉细胞型颅咽管瘤，伴炎性改变，与腺垂体组织境界不清。

【点评】

蝶鞍扩大，鞍底下陷，矢状位示扩大的蝶鞍底小口大，呈喇叭状；冠状位，下陷的鞍底较平直，双侧对称。这些征象是颅咽管瘤累及鞍内及鞍上的典型表现。

病例 74

患者，男，4 岁。

【MRI 所见】

平扫：蝶鞍扩大，鞍底下陷，鞍内及鞍上可见不规则囊状 T1WI 低、T2WI 高信号占位性病变，囊壁欠光滑，边界尚清，大小约为 42 mm×33 mm×45 mm。病变延伸至第三脑室、脚间池，视交叉、垂体显示不清，双侧海绵窦未见明显异常。第三脑室局部受压变窄，幕上脑室不大，中线结构居中（图 2-2-20 A 和 B）。

DWI/ADC 图：病变无弥散受限（2-2-20 C 和 D）。

磁敏感加权成像（SWI）：病变边缘可见点状低信号（图 2-2-20 E）。

增强扫描：囊壁可见不规则强化，局部可见强化结节（图 2-2-20 F 和 G）。

MRI 诊断　鞍内及鞍上占位性病变：颅咽管瘤可能性大。

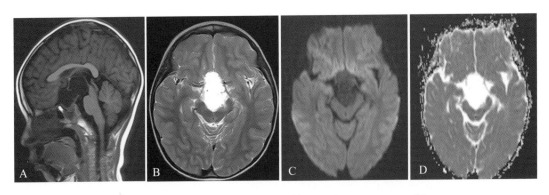

图 2-2-20　MRI 所见。**A** 和 **B**. 平扫；**C** 和 **D**. DWI/ADC 图

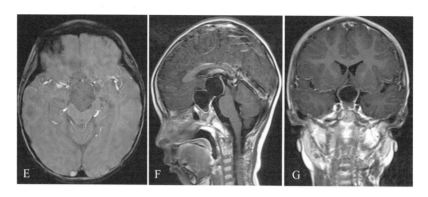

图 2-2-20（续） E. SWI；F 和 G. 增强扫描

【术中所见】

囊实性肿瘤自鞍内向鞍上突起，囊液灰黄色，内有砂砾样钙化，部分囊壁有散在钙化斑，囊壁厚薄不均，厚度在 3～5 mm，沿囊壁分离，垂体柄已无法辨认。

【病理】

造釉细胞型颅咽管瘤。

【点评】

SWI 图像上，病变的后壁两侧可见低信号，系术中所见的囊壁散在钙化斑。矢状位示扩大的蝶鞍呈漏斗状，冠状位示下陷的鞍底较平直，这些都是颅咽管瘤的蝶鞍改变典型征象。

病例 75

患者，男，30 岁。

【MRI 所见】

平扫：蝶鞍未见明显扩大，鞍上、第三脑室、桥前池见不规则团块状囊性占位性病变，其内见多发分隔，大小约为 45 mm×41 mm×48 mm。脑干受压变形，幕上脑室扩大，双侧脑室旁见斑片状 T1WI 稍低、T2WI 高信号，边界不清，中线结构局部右偏（图 2-2-21 A～C）。

DWI 序列：未见弥散受限（图 2-2-21 D）。

增强扫描：病变边缘明显结节状及线样强化（图 2-2-21 E 和 F）。

MRI 诊断 鞍上、第三脑室占位性病变：颅咽管瘤？

幕上梗阻性脑积水伴室旁水肿。

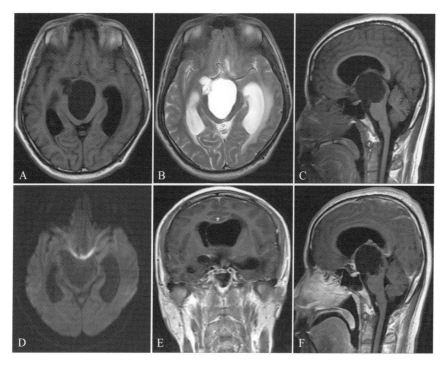

图 2-2-21 MRI 所见。**A ~ C.** 平扫；**D.** DWI 序列；**E** 和 **F.** 增强扫描

【术中所见】

肿瘤源自垂体柄，向上生长，挤压视交叉及中脑，血供中等，囊液淡黄色，囊壁散在砂砾样钙化。

【病理】

造釉细胞型颅咽管瘤。

【点评】

肿瘤向后生长明显压迫脑干及中脑的情况不多，许多情况下，囊性颅咽管瘤呈分叶状，沿鞍上的自然解剖空间蔓延，视交叉受压，幕上脑室扩大的情况常见，而像本例脑干及中脑明显受压的情况较少。

病例 76

患者，男，8 岁。

【MRI 所见】

平扫：蝶鞍不大，鞍内可见垂体信号影，鞍上及第三脑室可见约 54 mm×46 mm×49 mm 分叶状 T1WI 等低信号、T2WI 混杂信号影，边界欠清，信号欠均匀，与双侧视交叉界限欠清，双侧海绵窦尚可，垂体柄未显示，脑干受压变形。幕上脑室系统扩大变形，室旁可见斑片状 T1WI 稍低、T2WI 稍高信号影，边界模糊（图 2-2-22 A～C）。

增强扫描：鞍上病变不均匀明显强化（图 2-2-22 D 和 E）。

MRI 诊断 鞍上及第三脑室占位性病变：颅咽管瘤可能性大；

　　　　　　　幕上脑室扩大变形。

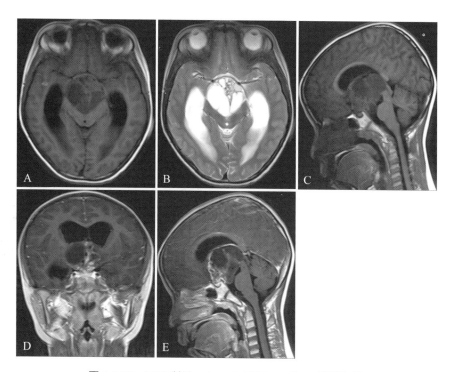

图 2-2-22 MRI 所见。**A～C**. 平扫；**D** 和 **E**. 增强扫描

【术中所见】

囊实性肿瘤自鞍上向第三脑室生长，将视交叉顶向前方，切开肿瘤囊壁，有灰黄色囊液溢出，吸除囊液，可见囊内有砂砾样钙化，主要位于第三脑室内，部分囊壁有散在钙化斑，囊壁厚薄不均，厚度在 3～5 mm，沿囊壁分离，垂体柄已无法辨认。

【病理】

造釉细胞型颅咽管瘤，浸润脑组织。

【点评】

肿瘤砂砾样钙化较明显，从而导致 T2WI 蜂窝状低信号，在增强扫描图像上，这种蜂窝状结构显示更明显。矢状位图像上，强化灶位置低，囊性部分位置高，囊壁强化不均匀。这些都符合颅咽管瘤的特点。

病例 77

患者，男，5 岁。

【MRI 所见】

平扫：蝶鞍扩大，鞍底下陷，鞍内及鞍上可见长圆形 T1WI 等低信号、T2WI 混杂信号占位性病变，边缘可见斑点状 T2WI 低信号影，大小约为 30 mm×25 mm×30 mm。视交叉受压上抬，双侧海绵窦未见明显异常。脑室形态可，中线结构居中（图 2-2-23 A～C）。

增强扫描：病变边缘可见不规则强化，边界尚清（图 2-2-23 D 和 E）。

MRI 诊断　鞍区占位性病变：颅咽管瘤可能性大。

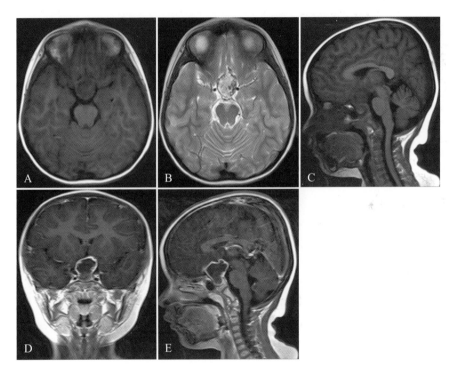

图 2-2-23　MRI 所见。**A～C**.平扫；**D** 和 **E**.增强扫描

【术中所见】

囊实性肿瘤自鞍内向鞍上突起，将视交叉顶向后上方，囊内有灰黄色囊液及砂砾样钙化，主要位于鞍内，部分囊壁有散在钙化斑，囊壁厚薄不均，厚度在 3～5 mm，肿瘤上方突入第三脑室，下方到达鞍内，压迫双侧视神经。

【病理】

造釉细胞型颅咽管瘤，WHO Ⅰ级，囊壁纤维化、钙化，胆固醇性肉芽肿形成。

【点评】

该病例术前 MRI 检查充分显示了扩大的蝶鞍及其内的低信号钙化灶。肿瘤的囊壁强化不均匀，系壁的钙化所致。

病例 78

患者，女，9 岁。

【MRI 所见】

平扫：蝶鞍扩大，鞍底下陷，鞍内及鞍上可见团块状混杂信号影，呈 T1WI 等低信号、T2WI 高信号，其内可见多发囊变区伴小液平面。脑室系统大小、位置及形态正常；中线结构居中。正常垂体及垂体柄未见显示（图 2-2-24 A ～ C）。

DWI/ADC 图：未见弥散受限（图 2-2-24 D 和 E）。

增强扫描：病灶呈较明显不均匀强化，病灶大小约为 26 mm×23 mm×25 mm（图 2-2-24 F 和 G）。

MRI 诊断 鞍区占位性病变：颅咽管瘤可能性大。

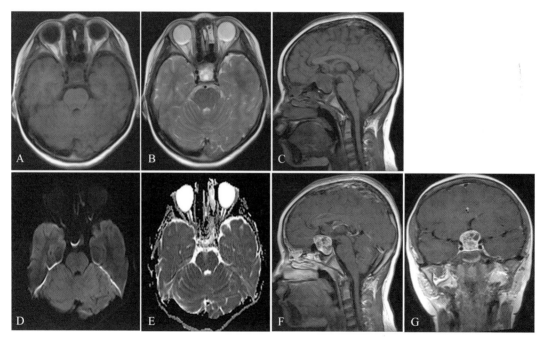

图 2-2-24　MRI 所见。**A ～ C**.平扫；**D** 和 **E**.DWI/ADC 图；**F** 和 **G**.增强扫描

【术中所见】

病变自鞍内向鞍上突起，部分囊壁散在钙化，囊壁厚度不均，镜下分块近全切除肿

瘤及囊壁。

【病理】

造釉细胞型颅咽管瘤。

【点评】

病变以实性为主，因为有钙化，强化呈蜂窝状，扩大的蝶鞍在矢状位呈漏斗状，冠状位上鞍底较平直，双侧海绵窦无受累，这都是颅咽管瘤的常见表现。

病例 79

患者，男，4 岁。

【MRI 所见】

平扫：蝶鞍扩大，鞍底下陷，鞍内及鞍上可见一囊性占位性病变，信号混杂，边界清，大小约为 27 mm×33 mm×28 mm，病灶突入第三脑室内，双侧脑室扩张，室旁可见片状 T1WI 稍低、T2WI 稍高信号（图 2-2-25 A ～ C）。

增强扫描：病变局部可见明显欠均匀强化，囊壁线样强化（图 2-2-25 D 和 E）。

MRI 诊断　鞍区占位性病变，颅咽管瘤可能性大；

幕上脑积水伴室旁水肿。

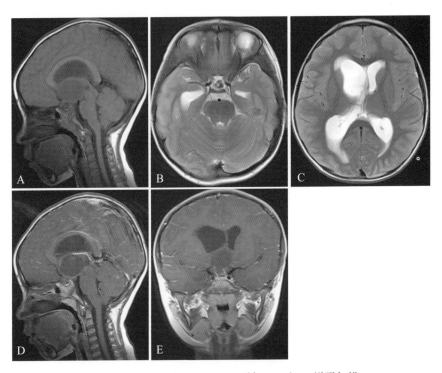

图 2-2-25　MRI 所见。**A ～ C.** 平扫；**D** 和 **E.** 增强扫描

【术中所见】

囊实性肿瘤自鞍内向鞍上突起，将视交叉顶向后上方，囊内有灰黄色囊液及砂砾样钙化，主要位于鞍内，部分囊壁有散在钙化斑，囊壁厚薄不均，厚度在 3 ～ 5 mm。

【病理】

造釉细胞型颅咽管瘤。

【点评】

病变累及鞍内、鞍上两个区域，鞍内部分强化不均匀，系钙化所致，与术中所见钙化主要位于鞍内相一致。

病例 80

患者，男，5 岁。

【MRI 所见】

平扫：蝶鞍扩大，鞍底下陷，鞍内及鞍上可见囊状 T1WI 低、T2WI 高信号影，边界尚清楚，大小约为 24 mm×24 mm×28 mm，视交叉轻度受压，垂体受压变小，位于鞍底，幕上脑室系统大小、位置及形态正常，中线结构基本居中（图 2-2-26 A ～ C）。

增强扫描：囊壁明显强化（图 2-2-26 D 和 E）。

MRI 诊断　鞍内及鞍上占位性病变：颅咽管瘤可能性大。

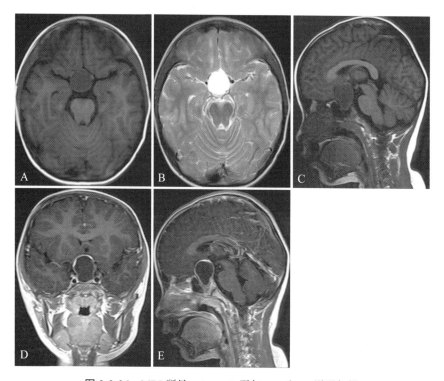

图 2-2-26　MRI 所见。**A ～ C**. 平扫；**D** 和 **E**. 增强扫描

【术中所见】

囊实性肿瘤自鞍内向鞍上突起，将视交叉顶向后上方，囊内有淡黄色囊液及砂砾样钙化，主要位于鞍内，部分囊壁有散在钙化斑，囊壁厚薄不均，厚度在 2.5 ～ 4.0 mm。

【病理】

造釉细胞型颅咽管瘤。

【点评】

矢状位示蝶鞍呈漏斗状扩大，冠状位示鞍底较平直，囊壁强化不均匀，这都符合颅咽管瘤的影像学表现。

病例 81

患者，男，64 岁。

【MRI 所见】

平扫：蝶鞍无扩大，垂体信号无异常，鞍上可见一不规则形 T1WI 等低信号、T2WI 等高信号，大小约为 32 mm×17 mm×21 mm，边界较清，其内见分隔（图 2-2-27 A ～ C）。脑室系统无明显扩张。

DWI 序列：病变无弥散受限（图 2-2-27 D）。

增强扫描：囊壁及分隔强化，壁结节强化（图 2-2-27 E 和 F）。

MRI 诊断　鞍上占位性病变：颅咽管瘤可能性大。

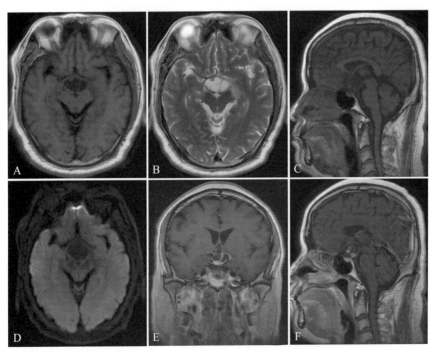

图 2-2-27　MRI 所见。**A ～ C**.平扫；**D**.DWI 序列；**E 和 F**.增强扫描

【术中所见】

病变位于鞍区，向鞍上及两侧生长，灰白色，质地软、韧相间，有囊变，囊液呈淡黄色，血运中等。

【病理】

乳头型颅咽管瘤。

【点评】

病变下缘以垂体柄上缘为中心凹陷，实性部分强化不均匀，呈蜂窝状，为颅咽管瘤的常见表现之一。

病例 82

患者，女，2 岁。

【MRI 所见】

平扫：蝶鞍扩大，鞍底下陷，鞍内及鞍上可见 T1WI 等低信号、T2WI 等高信号占位性病变，边界清，大小约为 16 mm×22 mm×19 mm，垂体柄显示不清，视交叉受压上抬，双侧海绵窦无受累（图 2-2-28 A ～ C）。

增强扫描：病变呈环形强化，局部可见壁结节（图 2-2-28 D 和 E）。

MRI 诊断 鞍区占位性病变：颅咽管瘤可能性大。

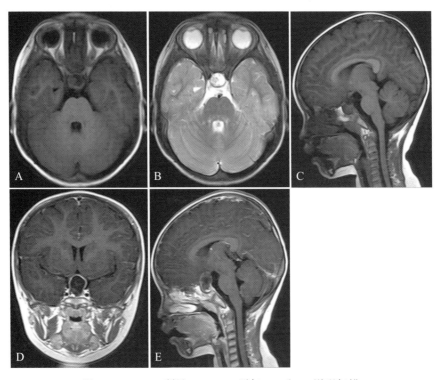

图 2-2-28 MRI 所见。**A ～ C.** 平扫；**D** 和 **E.** 增强扫描

【术中所见】

囊实性肿瘤自鞍内向鞍上突起，将视交叉顶向后上方，切开肿瘤囊壁，有灰黄色囊液溢出，吸除囊液，可见囊内有砂砾样钙化，主要位于鞍内，部分囊壁有散在钙化斑，囊壁厚薄不均，厚度在 3 ～ 5 mm，垂体柄已无法辨认。

【病理】

造釉细胞型颅咽管瘤，浸润腺垂体组织。

【点评】

病变以囊性为主，钙化在 T2WI 上呈低信号改变，壁强化，因钙化的存在导致壁不光滑，冠状位示右侧底部可见结节，其内无强化，与术中所见的鞍内囊壁钙化相一致。

病例 83

患者，男，31 岁。

【MRI 所见】

平扫：鞍上、第三脑室前部可见囊性 T1WI 等低信号、T2WI 高低混杂信号占位性病变，边界清晰，大小约为 17 mm×21 mm×21 mm。鞍上池闭塞，幕上脑室扩大，双侧脑室前后角旁可见斑片状 T2WI 略高信号影（图 2-2-29 A 和 B）。

增强扫描：上述病变边缘可见不规则强化（图 2-2-29 C 和 D）。

MRI 诊断　鞍上、第三脑室前部囊性占位性病变：颅咽管瘤？特异性感染性病变？幕上脑室扩大伴室旁水肿。

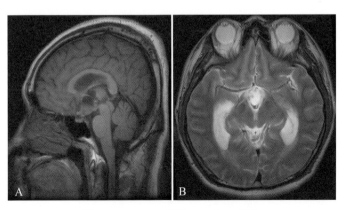

图 2-2-29　MRI 所见。**A** 和 **B**. 平扫

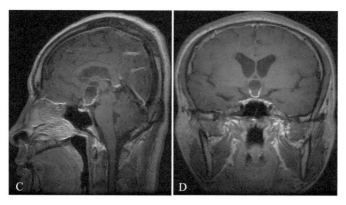

图 2-2-29（续） C 和 D. 增强扫描

【术中所见】

肿瘤起自垂体柄，沿垂体柄上下生长、实质性、灰黄色、质地略韧、内有部分钙化斑、上方呈囊性、向上累及第三脑室下方、内有少量囊液。后部与垂体柄界限不清，垂体柄有损伤。

【病理】

造釉细胞型颅咽管瘤，伴感染及多核巨细胞形成，含铁血黄素沉积。

【点评】

在 T2WI 图像上，病变后部可见少量低信号，系钙化；增强后矢状位和冠状位可显示病变与垂体柄的关系。基于上述特点，可与术前 MRI 诊断中的特异性感染病变相鉴别。

病例 84

患者，女，39 岁。

【MRI 所见】

平扫：蝶鞍无扩大，鞍底无下陷，鞍上池可见椭圆形囊实性肿块，内部信号不均匀，大小约为 22 mm×23 mm×24 mm，边界清，邻近脑组织受压，中脑受压、变形，双侧脑室对称等大，中线结构居中（图 2-2-30 A ～ C）。

DWI 序列：病变呈低信号（图 2-2-30 D）。

增强扫描：病变实性部分及囊壁明显强化（图 2-2-30 E 和 F）。

MRI 诊断　鞍区占位性病变：颅咽管瘤？毛细胞星形细胞瘤不除外。

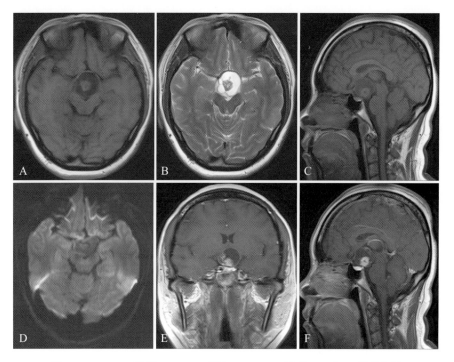

图 2-2-30 MRI 所见。**A ～ C**. 平扫；**D**. DWI 序列；**E** 和 **F**. 增强扫描

【术中所见】

灰红色囊实性肿瘤主体位于视交叉后间隙，质软韧、边界清、血供丰富，肿瘤实性部分偏右。

【病理】

乳头型颅咽管瘤伴感染。

【点评】

病变位于鞍上，囊实性，实性部分位于底部，囊性部分在上方，这种分布特点是囊实性颅咽管瘤的常见表现；另外，实性部分强化不均匀，囊壁部分强化。这些特点皆可与鞍区的毛细胞星形细胞瘤相鉴别。

病例 85

患者，男，4 岁。

【MRI 所见】

平扫：蝶鞍扩大，鞍底下陷，鞍内及鞍上可见 T1WI 等信号、T2WI 等高信号囊性团块影，第三脑室受压，双侧脑室未见显示（图 2-2-31 A ～ C）。

DWI 序列：病变呈低信号（图 2-2-31 D）。

　　增强扫描：囊壁强化，病灶大小约为 27 mm×27 mm×35 mm，未见正常垂体影（图 2-2-31 E 和 F ）。

　　MRI 诊断　鞍区占位性病变：颅咽管瘤。

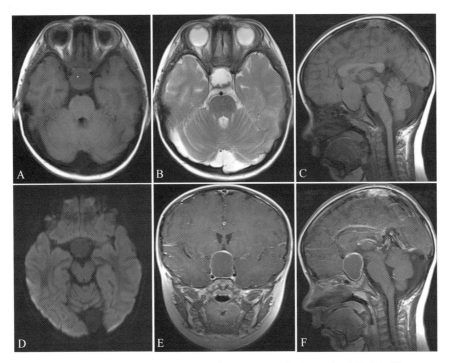

　　图 2-2-31　MRI 所见。**A ～ C**.平扫；**D**.DWI 序列；**E** 和 **F**.增强扫描

【术中所见】

　　囊实性肿瘤自鞍内向鞍上突起，将视交叉顶向后上方，肿瘤囊壁内有灰黄色囊液，囊内有砂砾样钙化，主要位于鞍内，部分囊壁有散在钙化斑，囊壁厚薄不均，厚度在 3 ～ 5 mm，垂体柄已无法辨认。

【病理】

　　造釉细胞型颅咽管瘤。

【点评】

　　扩大的蝶鞍在矢状位呈漏斗状，冠状位鞍底平直，双侧海绵窦无受累，这都是颅咽管瘤对蝶鞍及鞍旁结构影响的典型表现。囊壁的钙化较小，导致强化的囊壁厚薄不一，强化区内可见点状无强化影。

病例 86

患者，男，5 岁。

【**MRI 所见**】

平扫：蝶鞍轻度扩大，鞍底下陷，鞍内、鞍上可见囊状 T1WI 低、T2WI 高信号影。脑室系统大小、位置及形态正常，中线结构居中（图 2-2-32 A 和 B）。

增强扫描：囊壁可见强化，边界清，大小约为 22 mm×20 mm×20 mm（图 2-2-32 C 和 D）。视交叉及垂体受压，垂体柄显示不清，双侧海绵窦未受累。

MRI 诊断 鞍区占位性病变：颅咽管瘤可能性大。

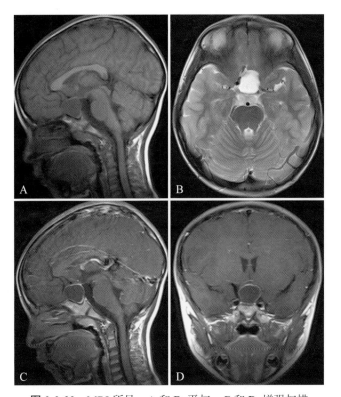

图 2-2-32 MRI 所见。**A** 和 **B**. 平扫；**C** 和 **D**. 增强扫描

【**术中所见**】

囊实性肿瘤鞍上突起，将视交叉顶向后上方，肿瘤囊壁内有灰黄色囊液，可见囊内有砂砾样钙化，与左侧视神经、视交叉边界欠清。

【**病理**】

造釉细胞型颅咽管瘤。

【点评】

蝶鞍扩大，在矢状位呈漏斗状，鞍底下陷，冠状位较平直，这是囊性颅咽管瘤的常见表现。

病例 87

患者，男，5 岁。

【MRI 所见】

平扫：蝶鞍不大，鞍上可见不规则 T1WI 等低信号、T2WI 高低混杂信号团块影，边界欠清。脑室未见异常，中线结构居中（图 2-2-33 A 和 B）。

增强扫描：病灶边缘不均匀强化，病灶大小约为 38 mm×25 mm×16 mm，可见正常垂体影（图 2-2-33 C 和 D）。

MRI 诊断 鞍上占位性病变：颅咽管瘤。

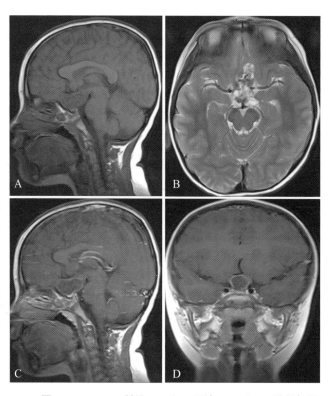

图 2-2-33 MRI 所见。**A** 和 **B**. 平扫；**C** 和 **D**. 增强扫描

【术中所见】

囊实性肿瘤位于鞍上，将视交叉顶向后上方，肿瘤囊内无明显囊液，囊内大量干酪样灰白色物质，有团块样钙化，囊壁有散在钙化斑，囊壁较厚，垂体柄位于 6 点方向被

推挤向鞍内，近第三脑室底部与瘤混为一体。

【病理】

造釉细胞型颅咽管瘤，伴炎性改变。

【点评】

肿瘤位于鞍上，向下压迫鞍隔使之弧形凹陷，在增强扫描矢状位上显示较清晰，垂体上缘弧形下陷。病变内钙化较明显，表现为 T2WI 低信号，增强后不均匀强化。

病例 88

患者，男，61 岁。

【MRI 所见】

平扫：鞍上池内可见囊状 T1WI 低、T2WI 混杂信号占位性病变，内见液–液平面，囊壁厚薄欠均匀，边界尚清，大小约为 30 mm×26 mm×28 mm，视交叉、垂体柄显示不清，双侧海绵窦未见明显异常。第三脑室略受压变形，幕上脑室轻度扩大（图 2-2-34 A ～ C）。

增强扫描：囊壁可见异常强化（2-2-34 D 和 E）。

MRI 诊断　鞍上占位性病变：颅咽管瘤可能性大；

　　　　　　幕上脑室轻度扩大。

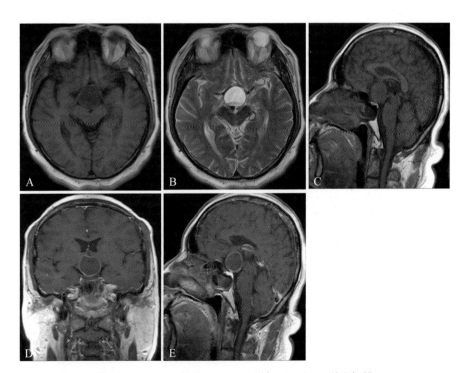

图 2-2-34　MRI 所见。**A ～ C**.平扫；**D 和 E**.增强扫描

【术中所见】

肿瘤位于鞍上，凸向第三脑室，灰黄色，边界清楚，质中，血供一般，呈囊性，囊内容物呈淡黄色，清亮，内有钙化。

【病理】

造釉细胞型颅咽管瘤。

【点评】

增强扫描矢状位可见病变与垂体柄的关系，术前MRI描述中"垂体柄显示不清"不准确。

病例89

患者，男，11岁。

【MRI所见】

平扫：蝶鞍下陷，鞍上池及颅前窝底部不规则分叶状混杂信号影，视交叉受累，脑室系统大小、位置及形态正常（图2-2-35 A～C）。

DWI序列：病变呈低信号改变（图2-2-35 D）。

增强扫描：上述病变呈不规则环状强化影（图2-2-35 E和F）。

MRI诊断　鞍上池内及颅前窝底部占位性病变，颅咽管瘤？

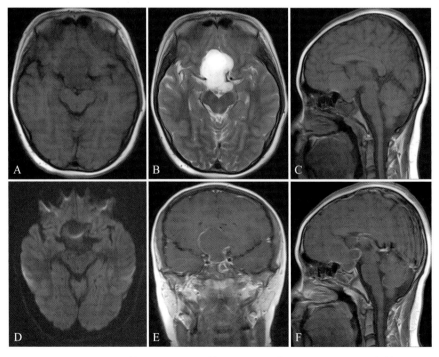

图2-2-35　MRI所见。**A～C**.平扫；**D**.DWI序列；**E**和**F**.增强扫描

【术中所见】

囊实性肿瘤自鞍内向鞍上突起，将视交叉顶向后上方，肿瘤囊壁内有灰黄色囊液，可见囊内有砂砾样钙化，主要位于鞍内，部分囊壁有散在钙化斑，囊壁厚薄不均，厚度在 3 ～ 5 mm，肿瘤上方突入第三脑室，下方到达鞍内，压迫双侧视神经。

【病理】

造釉细胞型颅咽管瘤。

【点评】

囊壁的钙化导致增强扫描图像上，强化的壁结节内见小点状无强化区，这是囊性颅咽管瘤的典型强化特征。

病例 90

患者，男，46 岁。

【MRI 所见】

平扫：鞍上见椭圆形 T1WI 低、T2WI 不均匀高信号，大小约为 27 mm×26 mm×17 mm，边缘光滑，视交叉受压。脑室系统大小、位置及形态正常，中线结构居中（图 2-2-36 A ～ C）。

增强扫描：鞍区病灶不均匀明显强化，内见无强化区（图 2-2-36 D 和 E）。

MRI 诊断　鞍区占位性病变：颅咽管瘤。

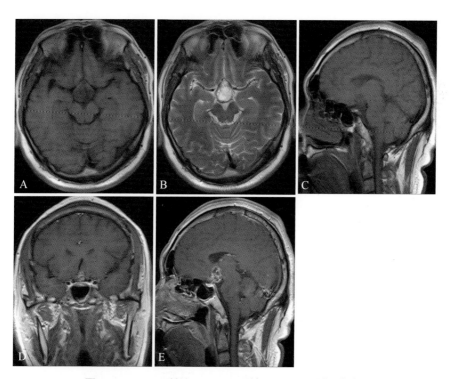

图 2-2-36　MRI 所见。**A ～ C.** 平扫；**D** 和 **E.** 增强扫描

【术中所见】

于第一间隙可见肿瘤前部，病变位于垂体柄内，肿瘤表面有包膜，肿瘤呈灰红色，血供丰富，质地软韧。

【病理】

造釉细胞型颅咽管瘤。

【点评】

增强扫描矢状位图像上，可见垂体柄上部伸入病变内，与术中所见的病变位于垂体柄内相符合。

病例 91

患者，男，5 岁。

【MRI 所见】

平扫：蝶鞍扩大，鞍底下陷，左侧颅前窝、鞍区巨大 T1WI 低、T2WI 高信号，大小约为 70 mm×100 mm×81 mm，边界清晰，脑组织及幕上脑室系统受压，右侧脑室周围可见 T1WI 稍低、T2WI 稍高信号，中线结构右偏（图 2-2-37 A～C）。

DWI 序列：未见异常弥散信号（图 2-2-37 D）。

增强扫描：左侧颅前窝、鞍区病变边缘可见强化（图 2-2-37 E 和 F）。

MRI 诊断 左侧颅前窝、鞍区巨大囊性占位性病变：颅咽管瘤可能性大，胶质瘤不
    除外；

幕上脑室变形并室周水肿。

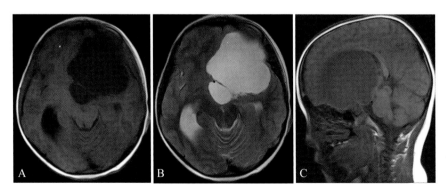

图 2-2-37　MRI 所见。**A～C**.平扫

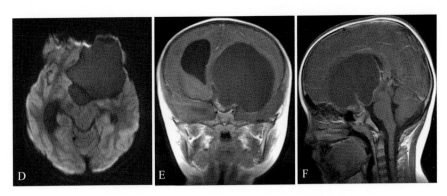

图 2-2-37（续） **D.** DWI 序列；**E** 和 **F.** 增强扫描

【术中所见】

　　额叶底面囊性占位，囊壁灰白色，囊内有黄绿色伴胆固醇结晶的液体，血供不丰富，垂体窝内肿瘤明显钙化。

【病理】

　　造釉细胞型颅咽管瘤。

【点评】

　　肿瘤巨大，实性成分较少，位于鞍上，强化不均匀，系钙化所致，这些影像学表现与术中所见的垂体窝内肿瘤明显钙化相一致，是囊实性颅咽管瘤的典型表现，借此可与胶质瘤相鉴别。

病例 92

　　患者，女，3 岁。

【MRI 所见】

　　平扫：蝶鞍略大，鞍底下陷，鞍内和鞍上可见长圆形 T1WI 等低信号、T2WI 等高信号影，边界清晰，大小约为 15 mm×25 mm×19 mm。脑室系统大小、形态及位置未见明显异常（图 2-2-38 A ～ C）。

　　增强扫描：病变不均匀强化（图 2-2-38 D ～ F）。

　　MRI 诊断　鞍区占位性病变：生殖细胞瘤？颅咽管瘤？垂体瘤？

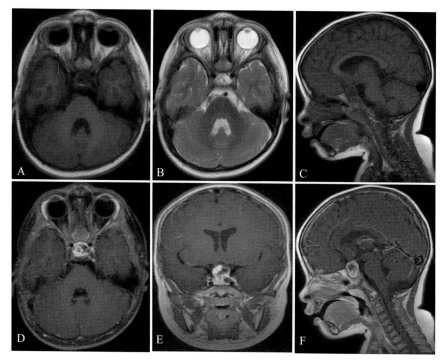

图 2-2-38 MRI 所见。**A ~ C**.平扫；**D ~ F**.增强扫描

【术中所见】

肿瘤自鞍内向鞍上突起，视交叉轻度受压，肿瘤包膜内有少量灰黄色囊液。主要为实性肿瘤，质韧，供血较丰富，内有砂砾样钙化，主要位于鞍内，垂体柄位于 5 点方向。

【病理】

造釉细胞型颅咽管瘤（WHO Ⅰ级）。

【点评】

病变造成如此明显的鞍底下陷而下丘脑等鞍上结构无受压等异常，不符合鞍区生殖细胞瘤的表现。因此，病变的 MRI 鉴别诊断主要在颅咽管瘤和垂体瘤之间展开。在增强图像上，强化的部分内见小圆形无强化的区域，这是颅咽管瘤的典型强化表现，与术中所见的砂砾样钙化相一致，借此可与垂体瘤相鉴别。

病例 93

患者，男，4 岁。

【MRI 所见】

平扫：蝶鞍扩大，鞍底下陷，鞍内及鞍上可见长圆形 T1WI 低、T2WI 高信号影，边缘可见不规则 T2WI 低信号影，边缘清晰，大小约为 21 mm×22 mm×12 mm，向上突向鞍上池，视交叉受压上抬。脑室系统大小、位置及形态正常，中线结构居中，脑沟裂尚可（图 2-2-39 A ～ C）。

　　增强扫描：病变边缘局部强化（图 2-2-39 D 和 E）。

　　MRI 诊断　鞍区占位性病变：颅咽管瘤。

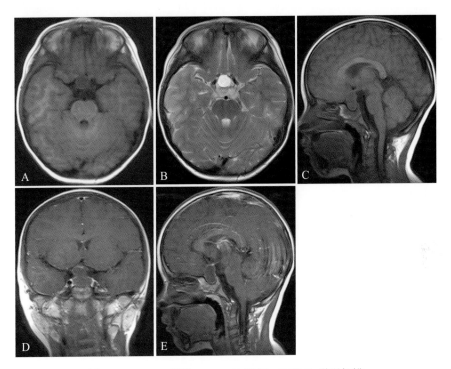

图 2-2-39　MRI 所见。**A ～ C**. 平扫；**D 和 E**. 增强扫描

【术中所见】

　　囊实性肿瘤自鞍内向鞍上突起，将视交叉顶向后上方，肿瘤囊内有灰黄色囊液，可见囊内砂砾样钙化，主要位于鞍内，部分囊壁有散在钙化斑，囊壁厚薄不均，厚度在 3 ～ 5 mm，垂体柄位于 5 点方向。

【病理】

　　造釉细胞型颅咽管瘤（WHO Ⅰ级），浸润腺垂体组织。

【点评】

　　肿瘤表现为囊性病变，壁部分无强化，下陷的鞍底较平直，双侧海绵窦无受累，以上均是颅咽管瘤的常见表现。

病例 94

患者，女，4 岁。

【MRI 所见】

平扫：鞍上可见类椭圆形 T1WI 等低信号、T2WI 高信号，边界尚清，大小约为 14 mm×11 mm×14 mm。脑室系统未见明显异常（图 2-2-40 A～C）。

增强扫描：上述病变可见明显不均匀强化（图 2-2-40 D 和 E）。垂体柄及垂体、鞍上池结构局部受压，形态不规则。

MRI 诊断 鞍上占位性病变：颅咽管瘤？生殖细胞肿瘤待除外。

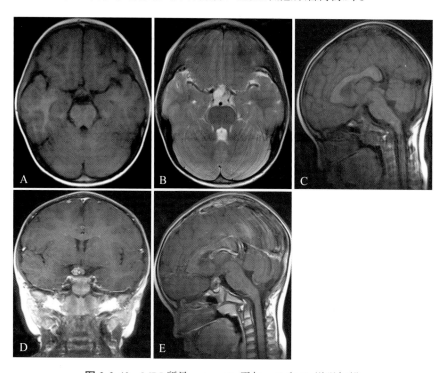

图 2-2-40 MRI 所见。**A～C.** 平扫；**D 和 E.** 增强扫描

【术中所见】

于第一间隙可见病变，囊实性，色灰红，质地软，病变起自鞍内，位于右侧视神经及颈内动脉后方。

【病理】

造釉细胞型颅咽管瘤（WHO Ⅰ 级）。

【点评】

病变下缘为变短的垂体柄，强化信号不均匀，呈蜂窝状，这些均为颅咽管瘤的典型表现，可与生殖细胞瘤相鉴别。

病例 95

患者，女，48 岁。

【MRI 所见】

平扫：鞍上池区域见类圆形 T1WI 低、T2WI 高低混杂信号占位性病变，边界清晰，大小约为 37 mm×31 mm×25 mm，视交叉受压上抬。幕上脑室扩大（图 2-2-41 A ～ C）。

DWI/ADC 图：未见弥散受限（图 2-2-41 D 和 E）。

增强扫描：病灶边缘呈线状强化（图 2-2-41 F 和 G）。

MRI 诊断　鞍上池占位性病变：颅咽管瘤伴囊变；

幕上脑积水。

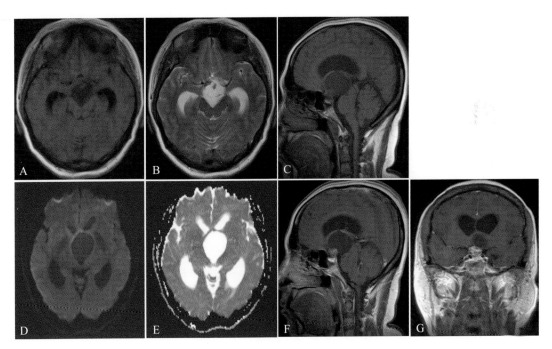

图 2-2-41　MRI 所见。**A ～ C**. 平扫；**D** 和 **E**. DWI/ADC 图；**F** 和 **G**. 增强扫描

【术中所见】

肿瘤自垂体柄向上生长，囊实性，囊液淡黄色，可见胆固醇结晶，囊壁多发砂砾样钙化。

【病理】

颅咽管瘤伴囊性变。

【点评】

病变实性部分在下方，因为钙化的存在导致其强化不均匀，囊性部分在病变的上方，这种分布特点是囊实性颅咽管瘤的常见表现。垂体柄未见显示，估计与肿瘤源自垂体柄有关。

病例 96

患者，男，34 岁。

【MRI 所见】

平扫：鞍上区可见异常信号团块影，边缘清楚，垂体信号尚可。大脑脚受压变形，脑室尚可，中线结构居中（图 2-2-42 A ～ C）。

DWI/ADC 图：病变无弥散受限（图 2-2-42 D 和 E）。

增强扫描：病变明显不均匀强化（图 2-2-42 F ～ H）。

MRI 诊断　鞍区占位性病变：颅咽管瘤？

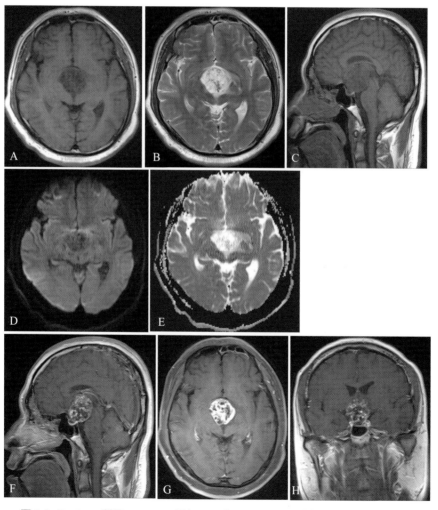

图 2-2-42　MRI 所见。**A ～ C**. 平扫；**D** 和 **E**. DWI/ADC 图；**F ～ H**. 增强扫描

【术中所见】

肿瘤位于鞍上，囊实性，灰白色，有包膜，内容物质地韧，囊液淡黄色，血供中等，内有钙化点，肿瘤向第三脑室上方生长，视交叉、下丘脑受肿瘤作用向上推挤，切除肿瘤期间未见垂体柄。

【病理】

造釉细胞型颅咽管瘤。

【点评】

矢状位图像示蝶鞍扩大，扩大的蝶鞍底小口大，提示病变自上向下推挤蝶鞍。T2WI上病变内见点片状低信号，为钙化灶，也正是因为这些钙化灶的存在导致增强扫描病变强化不均匀。

病例 97

患者，女，5 岁。

【MRI 所见】

平扫：蝶鞍扩大，鞍内、鞍上可见团块状 T1WI 等低信号、T2WI 等高信号影，内见液 - 液平面，边界清。第三脑室受压变形，右侧脑室颞角较对侧略大（图 2-2-43 A ～ C）。

增强扫描：病变边缘见不规则强化，大小约为 48 mm×32 mm×37 mm，周围脑实质受压变形（图 2-2-43 D 和 E）。

MRI 诊断　鞍内、鞍上占位性病变：颅咽管瘤可能性大。

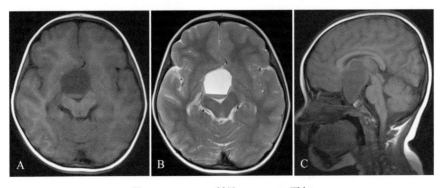

图 2-2-43　MRI 所见。A ～ C. 平扫

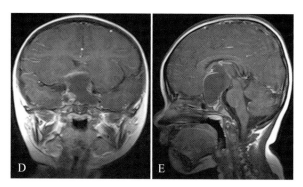

图 2-2-43（续） D 和 E.增强扫描

【术中所见】

囊实性肿瘤自鞍内向鞍上突起，将视交叉顶向后上方，肿瘤囊内有灰黄色囊液，可见囊内有砂砾样钙化，主要位于鞍内，部分囊壁有散在钙化斑，囊壁厚薄不均，厚度在 3 ～ 5 mm。肿瘤上方突入第三脑室，下方到达鞍内，压迫双侧视神经，垂体柄已无法辨认。

【病理】

造釉细胞型颅咽管瘤，附着少量腺垂体（WHO Ⅰ 级）。

【点评】

术中所见囊壁有钙化，体现在 MRI 图像上，囊壁强化不均匀，内见小的无强化区。注意扩大的蝶鞍其底部双侧对称，双侧海绵窦无受累，与垂体瘤不同。

病例 98

患者，女，10 岁。

【MRI 所见】

平扫：鞍上可见囊实性 T1WI 低、T2WI 高信号占位性病变，其内信号混杂，边界清晰。病变突入第三脑室及桥前池，大小约为 30 mm×27 mm×41 mm。脑室系统大小、位置及形态正常，中线结构居中（图 2-2-44 A ～ C）。

增强扫描：病变明显不均匀强化（图 2-2-44 D 和 E）。

MRI 诊断　鞍上占位性病变：颅咽管瘤？

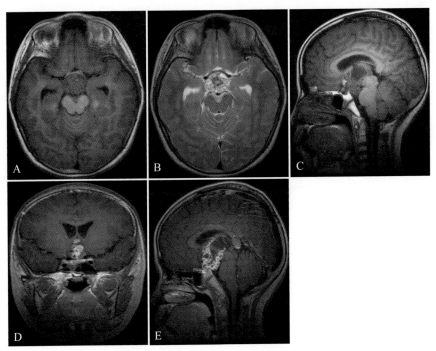

图 2-2-44　MRI 所见。**A ～ C**. 平扫；**D** 和 **E**. 增强扫描

【术中所见】

肿瘤自鞍区向鞍上突出，进入第三脑室内，灰红色，血供丰富，肿瘤基底位于前下方下丘脑-垂体柄，突向后上方第三脑室生长，边界较清，与周围组织有粘连，质地较脆，其内有少量黄色含胆固醇结晶囊液，散在白色砂砾样钙化组织。

【病理】

造釉细胞型颅咽管瘤。

【点评】

病变底部向内凹陷，与垂体柄相连，强化部分信号不均匀，可见颗粒状无强化区，系钙化所致。这些征象与术中所见相符，也是颅咽管瘤的常见表现。

病例 99

患者，男，54 岁。

【MRI 所见】

平扫：鞍上池区见不规则形异常信号，T1WI 低信号，T2WI 和 FLAIR 高信号，边缘可见 T1WI 高、T2WI 低信号，边界清晰，大小约为 19 mm×22 mm×19 mm。视交叉受压上抬。蝶鞍不大。双侧脑室周围见斑片状 T2WI 稍高信号。幕上脑室略扩大（图

2-2-45 A ～ D)。

　　DWI 序列：未见弥散受限（图 2-2-45 E）。

　　增强扫描：病灶边缘不均匀强化，垂体未见明显异常（图 2-2-45 F 和 G）。

　　MRI 诊断　鞍上池占位性病变：颅咽管瘤?

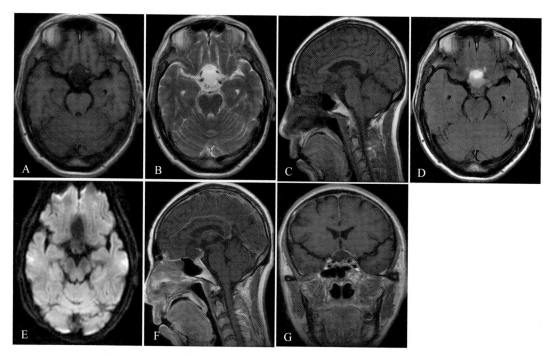

图 2-2-45　MRI 所见。**A ～ D**. 平扫；**E**. DWI 序列；**F 和 G**. 增强扫描

【术中所见】

　　肿瘤向鞍上生长，主体为囊性，囊液淡黄色，囊壁散在钙化。垂体柄显示不清。

【病理】

　　造釉细胞型颅咽管瘤（WHO Ⅰ级）。

【点评】

　　肿瘤位于鞍上，鞍隔受压凹陷。增强扫描，病变下缘与鞍隔间距很小，强化区可见钙化导致的无强化影。

病例 100

　　患者，男，7 岁。

【MRI 所见】

　　平扫：蝶鞍扩大，鞍底下陷，鞍内及鞍上可见囊状 T1WI 低、T2WI 高信号影，

FLAIR 可见少量高信号，边界清，大小约为 19 mm×10 mm×25 mm。幕上脑室系统稍扩大，中线结构居中（图 2-2-46 A ～ D）。

增强扫描：病变边缘强化（图 2-2-46 E ～ G）。

MRI 诊断　鞍区占位性病变：颅咽管瘤？垂体瘤囊变不除外；
　　　　　　　幕上脑室系统稍扩大。

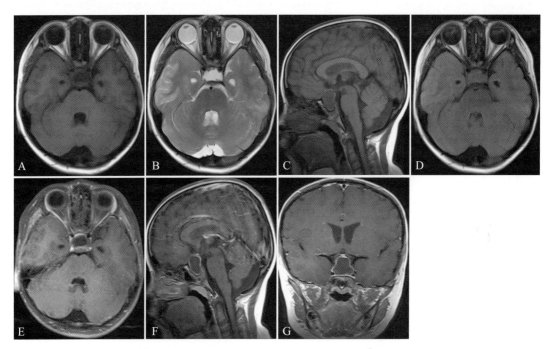

图 2-2-46　MRI 所见。**A ～ D**. 平扫；**E ～ G**. 增强扫描

【术中所见】

囊实性肿瘤自鞍内向鞍上突起，将视交叉顶向后上方，肿瘤囊内有灰黄色囊液，可见囊内有砂砾样钙化，主要位于鞍内，部分囊壁有散在钙化斑，囊壁厚薄不均，厚度在 3 ～ 5 mm，垂体柄已无法辨认。

【病理】

造釉细胞型颅咽管瘤，伴钙化，浸润骨组织。

【点评】

在增强扫描图像上，强化的壁局部增厚，内见点状无强化影，系囊壁的砂砾样钙化所致，为囊性颅咽管瘤的典型征象，可与囊性垂体瘤相鉴别。另外，下陷的鞍底较平直，双侧对称；双侧海绵窦无受累。这些征象均有助于与垂体瘤鉴别。

后 记

颅咽管瘤占颅内肿瘤的 1%～3%。北京天坛医院每年颅咽管瘤手术有 300 多台。这些患者术前都进行了影像学检查，有些进行了不止一次。除去节假日和周末，基本上每个工作日都能见到颅咽管瘤的影像学图像。这种情况下，术前影像学诊断的情况如何呢？我们将诊断结果分为以下几种情况：①确定性诊断（如鞍区占位性病变：颅咽管瘤）；②比较确定的诊断（如鞍区占位性病变：颅咽管瘤可能性大）；③不确定诊断（诊断结果有 2 个或以上的疾病，其中一个是颅咽管瘤，如鞍区占位性病变：颅咽管瘤可能性大，垂体瘤囊变不除外）；④误诊（诊断结果不考虑颅咽管瘤）。随机抽取 100 例手术病理证实的颅咽管瘤术前 MRI 诊断资料，上述几种情况的诊断结果分别是 13%、60%、21% 及 6%。将确定性诊断和比较确定的诊断合并为相对准确的诊断，其比率为 73%，比抛硬币 50% 的自然概率仅仅升高了 23%，这样的相对准确率仍有较大的上升空间。因为 MRI 诊断报告的最终签发是由主治医师和高级职称的诊断医师完成的，都经历了多年的专业训练。作为神经系统专业的优势科室是如此的结果，推己及人，放眼到其他综合专业的同行，这种诊断情况不容乐观。

当前环境下，对颅咽管瘤影像学表现的文字性描述唾手可得，尤其是现在的网络时代，各种线上会议、微信公众号、电子版和纸质版书籍都有涉及，但是这些认识仅停留在文字层面，如何在实际图像上确认这些文字性的征象仍然是"尚需打通的最后一公里"。也因此造成了字面上的掌握与实际图像解读的不匹配，从而出现了上述的诊断结果。例如，颅咽管瘤的钙化非常常见，多达 90%，其影像学表现特点为广大影像诊断人员所熟知。但是这个征象表现在具体图像上是什么情况？包括钙化的大小、位置、MRI 信号表现、钙化与肿瘤其他成分的关系，以及对增强表现有何影响等，尚未从文字知识转换为对实际图像的认知，也因此造成了空有理论而无实际判断的"纸上谈兵"。这种情况不仅见于颅咽管瘤的影像诊断，在整个影像诊断领域也比较普遍。

有鉴于此，我们就 100 例颅咽管瘤的影像学表现与术中所见逐例对照，相互印证，反思术前 MRI 诊断的不足之处，于细微中见真知，从经典的手术-影像之路认真诠释文字性的征象描述，也只有这样，才能真正地将病变的影像学表现吃透，并有效地应用于实际的诊断工作中，从而切实提高影像诊断水平。

大道至简，去伪存真、去繁就简方能参悟真相，洗净铅华才可得见真容。